Benedikt Felsinger O.Praem.

Für Leib und Seele

Benedikt Felsinger O.Praem.

Für Leib und Seele

Tipps vom Kräuterpfarrer

Mit 78 Aquarellen
von Adolf Blaim

AMALTHEA

Bildnachweis:
Foto S. 175: Barbara Krobath/© Benedikt Felsinger O.Praem.
Pflanzenaquarelle: © Adolf Blaim, Kräuterpfarrer-Zentrum Karlstein/Thaya

Der Verlag dankt Melitta Blaim
(Kräuterpfarrer-Weidinger-Zentrum, Verein Freunde der Heilkräuter)
für die Digitalisierung und Bereitstellung der Pflanzenaquarelle ihres Vaters.

Besuchen Sie uns im Internet unter
www.amalthea.at

1. Auflage März 2014
2. Auflage Mai 2014
3. Auflage September 2015

© 2014 by Amalthea Signum Verlag, Wien
Alle Rechte vorbehalten
Umschlaggestaltung: Silvia Wahrstätter, vielseitig.co.at
Umschlagabbildungen: © Reinhard Holl, Kronen Zeitung (Benedikt Felsinger);
© Adolf Blaim, Kräuterpfarrer-Zentrum Karlstein/Thaya (Pflanzenaquarelle)
Herstellung und Satz: Franz Hanns
Gesetzt aus der Berkely Book und Akkurat
Printed in the EU
ISBN 978-3-85002-870-7

Inhalt

Vorwort 13

1. **Ein Spaziergang im Frühling**
   Mit Ehrfurcht zu Boden schauen 18

2. **Rosmarin hebt das Gemüt …**
   … macht munter und lebendig 20

3. **Brüderchen und Schwesterchen**
   Das Lungenkraut tritt vor den Vorhang 22

4. **Pflanzen speichern Mineralien**
   Sie nützen unserem Organismus 24

5. **Hör auf das Herzklopfen …**
   … und schau auf das Veilchen 26

6. **Gesunder Magen – frisches Gedächtnis**
   Auf den Bärlauch keinesfalls vergessen 28

7. **Der Duft der Nacht**
   Die Nachtkerze lockt viele Besucher an 30

8. **Eine Nessel, die nicht brennt**
   Die Weiße Taubnessel 32

9. **Die Zeit des Lindenbaums**
   Fest verwurzelt im Vertrauen 34

10	**Kleiner Freund am Boden** Gänseblümchen helfen dem Kopf 36
11	**Verschenkte Liebe** Die Pflege der Bettlägerigen 38
12	**Kosmetikum von der Böschung** Lupinen geben ihre Schönheit weiter 40
13	**Wunden und Narben …** … erzählen eine Geschichte 42
14	**Alternative und gesunde Ernährung** Der Buchweizen liefert dazu einen Beitrag 44
15	**Eine Auszeichnung pflanzlicher Art** Der Ehrenpreis ist eine heilsame Pflanze 46
16	**Eine Rose am Stock** Dennoch keine Alterserscheinung 48
17	**Frische von innen heraus** Selbst die Schale einer Zitrone nutzen 50
18	**Erröten ist keine Schande** Immerhin sind es Kirschen 52
19	**Straßen werden repariert** Und wer denkt an die Nervenbahnen? 54
20	**Die Herausforderung des Reifens** Im Rhythmus des Lebens die Kamille nutzen 56
21	**Auf der Wiese Ernte halten** Den Rotklee dabei nicht übersehen 58

22	**Sich seelisch wappnen …** … und den Körper stärken	60
23	**Eine gute Atmosphäre herstellen** Mit der Goldmelisse das Herz öffnen	62
24	**Nicht nur schön anzuschauen** Die Eberraute ist durchaus wirkkräftig	64
25	**Diskussion um Pestizide** Umdenken in der Praxis	66
26	**Eine Unsitte anwenden** Natürlichen Kaugummi kauen	68
27	**Eine Pflanze mit Kulturgeschichte** Der Waldmeister blüht, wenn der Kuckuck ruft	70
28	**Die Himbeeren pflücken** Dabei die ganze Pflanze schätzen	72
29	**Schöne Augen machen** Sich ums Sehorgan kümmern	74
30	**Der Hitze gewachsen** Lavendelblüten beruhigen die Nerven	76
31	**Die heimische Konkurrenz des Pfeffers** Unsere Bienen fliegen auf Bohnenkraut	78
32	**Pflanzenmode in Gelb** Der Steinklee liegt da ganz im Trend	80
33	**Auftanken und frisch werden …** … mithilfe der Hainbuche	82

34	**Unangenehmes Aufstoßen bereitet Probleme** Der Heilziest kann dabei helfen	84
35	**Ein Lichtblick lenkt zum Ausweg hin** Im Schwarzkümmel ein Angebot entdecken	86
36	**Ein anhänglicher Korbblütler** Die Große Klette an der Wurzel packen	88
37	**Trotz der schönen Blüten** Die Hauhechel hat dennoch Dornen	90
38	**Feiertage für den Magen** Er muss nicht permanent etwas leisten	92
39	**Am Ufer dahinschlendern …** … und dabei vielleicht das Seifenkraut erspähen	94
40	**Standort mit bester Aussicht** Die Hauswurz erklimmt selbst Dächer	96
41	**Dezenter Gartenschmuck** Der Estragon bringt Würze in den Alltag	98
42	**Schwarze Ribisel, wahre Kraftspender** Früchte und Blätter nutzen	100
43	**Bei Sonne einen Hut aufsetzen …** … und das Immunsystem stärken	102
44	**Ein legales Hanfgewächs** Der Hopfen trägt wieder reiche Frucht	104
45	**Alternative zu Kürbiskernen** Das Kleinblütige Weidenröschen	106

46	**Vielschichtig und kraftvoll** Wieder einmal die Zwiebel verwenden	108
47	**Prominent und viel Verwandtschaft** Die Pfefferminze hilft bei Stress	110
48	**Ein pflanzlicher Blutdruckregler** Das Hirtentäschel hat noch mehr zu bieten	112
49	**Die Mariendistel** Nicht gerade schmeichelnd, aber wirksam	114
50	**Das »Silber des Westens«** Die Krenwurzel hat viel Kraft	116
51	**Am Boden bleiben** Die Käsepappel macht es uns vor	118
52	**Am ganzen Körper behaart** Der Beinwell ist aber kein Macho	120
53	**Steinfrucht und Scheinfrucht** Der Feigenbaum trägt beides in einem	122
54	**Rauf auf die Alm** Den Gelben Enzian entdecken	124
55	**Unbeliebt und trotzdem heilsam** Die Brombeere verschafft sich Respekt	126
56	**Genießen, stärken und heilen** Die heilige Hildegard und der Knoblauch	128
57	**Augenaufschlag auf prächtigen Blüten** Mit Phantasie den Augentrost betrachten	130

58 Nicht auf die verschriebene Kur warten
Zu den Weintrauben greifen 132

59 Ein Kloster, ein Kraut und ein Likör
Der Ysop hilft Augen und Rachen 134

60 Ausprobieren und studieren
Kräutertinkturen selbst herstellen 136

61 Gefährliche Waffen und gehaltvolle Früchte
Am Sanddorn finden wir beides 138

62 Selbstüberwindung
Ein Fremdwort oder ein Reizwort? 140

63 Ein Baum mit Sinn und heilenden Kräften
Am Wegrand steht die Eberesche 142

64 Duftende Früchte
Die Quitten helfen der Haut 144

65 Die Fülle des Lebens aufspüren
Mit der Rosskastanie Ausschau halten 146

66 Was von den Wildrosen übrig bleibt
Rot leuchten Hetscherln im Hag 148

67 Experimente mit Ingwer
Versuche in mehrere Richtungen 150

68 Sie dürfen ruhig rot werden
Über den Kontakt mit der Roten Rübe 152

69 Entsprechungen im Pflanzenreich
Der Baldrian ist eine nervenbezogene Pflanze 154

70	**Weißer Blütenschleier und herb-saure Frucht** Der Schlehdorn hat seinen Wert	156
71	**Heiter in den Winter** Die Lärche erhellt unser Gemüt	158
72	**Ein befreiendes Rosengewächs** Mit dem Weißdorn aufs Herz achten	160
73	**Die Tanne begleitet uns** Ästhetisches und Heilsames	162
74	**Der Durst ist ein Laster …** … muss es aber nicht sein	164
75	**Zur Weihnachtszeit im Trend** Die Mistel als Heilpflanze	166
76	**Ausschau ins ferne Morgenland** Der Zimtbaum und seine Rinde	168
77	**Einen Ausweg aus der Krankheit suchen** Das Heidekraut stärkt den Willen zur Gesundheit	170

Ausklang: Mit dem Hut in der Hand … 173

Die Pflanzenaquarelle des Naturmalers Adolf Blaim ... 176

Register
Hilfe bei gesundheitlichen Beschwerden 178
Rezepte und Anwendungsmöglichkeiten 181
Pflanzenregister 182

Wichtiger Hinweis: Dieses Buch dient zur Information und Inspiration. Es ersetzt keinesfalls medizinischen Rat oder Behandlung. Bei bestehenden Krankheiten, akuten Schmerzen, körperlichen Beschwerden jeglicher Art und anhaltenden Befindlichkeitsstörungen sollte in jedem Fall eine qualifizierte Fachperson, ein Arzt oder Apotheker aufgesucht werden.

Wenn nicht anders angegeben, sind allgemeine Formulierungen wie z. B. »man« oder »jeder« im Rahmen des vorliegenden Buches immer auf Leserinnen und Leser zu beziehen.

Vorwort

77 – eine mystische Zahl?

Welches Geheimnis hüten Sie gerade, wenn Sie dieses Buch aufschlagen, um darin zu blättern oder gar zu lesen? Es ist manchmal irrsinnig spannend, wenn man etwas für sich behalten soll, was uns aufgrund vorhandener Vertrauenswürdigkeit ins erwartungsvolle Ohr dringen durfte.
Mancher Begriff, der aber nicht im Geringsten mit der Wahrung meiner Diskretion zu tun hat, hängt mir ganz im Gegenteil zu den Ohren raus. Dazu zählt zum Beispiel das »mystische Waldviertel«. Was ist damit eigentlich gemeint? In Zeiten des voranschreitenden Entwurzeltseins aus dem Humusboden christlicher Lebenskultur haben sich ja schon längst wiederum viele dubiose Elfen, Kobolde, Geister und vor allem »Kräfte« in die Köpfe so mancher Gutgläubiger eingeschlichen, die darin auch ihr dementsprechendes Unwesen treiben. Da ist mir mein Heimatland einfach zu lieb und zu teuer, als dass es quasi ein Reservat für oft willkürlich gedeutete Wesen und Energien zu bilden hat, weil die Angesprochenen nirgendwo sonst in Österreich einen Platz fänden. Derart betrachtet, muss und will ich Ihnen gleich eingangs eine Illusion nehmen.
In dem eben angesprochenen Sinne ist es also nicht meine Absicht, mit der Zahl 77 magisch zu spielen. Mich hat eher der Heimatort meines schon verstorbenen Vaters dazu animiert, bei der Anzahl der Pflanzenkapitel eine heilige Doppelzahl für dieses Buch zu wählen. Die Rede ist vom südmährischen Schaffa (tschechisch: Šafov). Der groß angelegte Friedhof am nordwestlichen Rande der Ortschaft zeugt bis heute von dem hohen jüdischen Bevölkerungsanteil dieser Gemeinde. In der mosaischen Sprachführung bedeutet eine Verdoppelung einer Zahl oder eines Begriffes immer

eine gewisse Fülle und Vollendung. Die Mathematik spielt dabei eine eher untergeordnete Rolle.

Blicken wir ganz konkret in das Neue Testament der Bibel hinein, finden wir eine Stelle im Matthäusevangelium, die ebenfalls diese Zahl beinhaltet. Petrus fragt darin Jesus, wie oft er denn seinem Bruder vergeben müsse. Und die Antwort darauf heißt eben: »Nicht siebenmal, sondern siebenundsiebzigmal« (vgl. Mt 18, 21–22).

Je technisierter bzw. medial bestimmter unsere Welt wird, desto mehr zählt anscheinend das Berechnende. Wer sich aber nur nach Zahlen richtet, der wird über kurz oder lang das Leben verpassen.

Ein Übermaß an Schönheit und heilvoller Kraft begegnet uns in den Pflanzen, die wir Tag für Tag bewusst oder unbewusst wahrnehmen und nützen dürfen. Und täglich erschließt sich uns eine neue Facette an Zuwendungen der Liebe Gottes, die in den wunderbar geschaffenen Pflanzen Gestalt angenommen haben. Die Aufmerksamkeit des Herzens kann daher so manche Sprache, die von einem Heilkraut ausgeht, in eine für den Menschen verständliche übersetzen.

In den zahllosen Gewächsen sind ja nicht nur chemisch entschlüsselbare Wirkstoffe vorhanden. Zudem gibt es die schlichte Tatsache der Existenz und der Präsenz des jeweiligen Krautes, Strauches oder Baumes, die mir etwas sagen können. In dieser Weise betrachte ich meine täglich verfasste Kolumne »Hing'schaut und g'sund g'lebt« in Österreichs auflagenstärkster Tageszeitung, der Kronen Zeitung, fast als ein stets sich erweiterndes Wörterbuch, das mir hilft, den Dialog mit den Heilpflanzen aufzunehmen. 77 dieser Kolumnen wurden für das vor Ihnen liegende Buch ausgewählt und überarbeitet.

Hermann-Josef Weidinger – ein Mystiker?

Kolumnen haben eben ihre Tradition. Wie viel mag da schon lange vor uns geschrieben worden sein? Menschen haben sich mitgeteilt. Haben versucht, ihre Sicht darzustellen. Teilten Gedanken und Meinungen. Ich bin froh, mit dem Schreiben für andere nicht der Erste sein zu müssen. In meinem Auftrag, nun als Kräuterpfarrer sowohl die Beständigkeit des Klosterlebens als auch das Reisen zu den Vorträgen zu vereinen und zugleich das seelsorgliche Wirken nicht zu übersehen, habe ich ein Vorbild, auf das ich durchaus stolz bin. Es ist kein Geringerer als mein ehemaliger Mitbruder und Pfarrer Hermann-Josef Weidinger. Ohne Umschweife zähle ich ihn zu den Mystikern unserer Zeit.

Mag dieser Begriff vielen von uns Heutigen auch fremd sein, so darf doch klargestellt werden, dass es sich hierbei nicht um eine Sonderform psychischer Auffälligkeit oder gar Abnormität handelt, die einer Therapie bedürfte. Ein mystischer Mensch hat einfach eine tiefere Schau in Dinge und Zusammenhänge und erscheint den Außenstehenden allein aufgrund dieser Tatsache entrückt und manchmal vielleicht schwer verständlich. Hermann-Josef Weidinger schaffte es aber, den Verbindungsfaden von seinen Betrachtungen der Schöpfung zu den Lesern und Zuhörern immer zu halten und nie abreißen zu lassen. Und oft konnte er Dinge in Worte fassen, die uns bis heute helfen können, Seelenverfassungen zu begreifen und zu artikulieren.

Hier ein Beispiel: »Es gibt Augenblicke, da fühlt man sich festgefahren. Es geht einfach nicht. Man kommt nicht mehr zurecht. Ertrinkt an einem Tropfen Wasser, stolpert über das eigene Kopfhaar, das zu Boden fiel, scheint auf einem Sonnenstrahl am Pflaster auszurutschen. – Kurz stehen bleiben. Neue Ziele setzen. Dann weitergehen.« Was hier in einem der zahlreichen Bücher Weidingers geschildert ist, kann vielen niedergedrückten Zeitgenossen womöglich eine Hilfe sein, um ganz neue Blickpunkte innerhalb oft beschwerlicher Tage zu entdecken, die gleichsam einen Ausweg aus einem Tunnel, der durch einen Berg an Hoffnungslosigkeit gebaut ist, darstellen. Und vor allem ist da noch die geistige Sensibilität hervorzuheben, die den einstigen China-Missionar und späteren Prämonstratenser-Chorherrn auszeichnete.

Pflanzen haben eine Ausstrahlung, die allen lebenden Wesen nach dem Willen des Schöpfers zu eigen ist. Somit bleiben sie nicht in sich verschlossen, sondern die Gewächse steigen förmlich aus sich heraus, um mit ihrer Umwelt zu kommunizieren. Mit unseren Seelen- und Geistesgaben wird es uns daher möglich, die Signale der Pflanzen aufzugreifen und in der Folge mit ihnen einen seelischen und ganz praktischen – die Gesundheit unterstützenden – Dialog zu führen.

Mit dem vorliegenden Buch möchte ich einmal mehr den Interessierten eine große Anzahl an Kräutern, Bäumen und Früchten vor Augen führen, damit es dadurch vielleicht eher gelingt, eine ansatzweise ganzheitliche Beziehung zu den in der Erde verwurzelten Geschöpfen aufzubauen. Und immerhin verbergen sich auch für mich noch unzählige Geheimnisse in der grünenden und blühenden Natur, die mich sowohl herausfordern als auch ungeahnt oft überraschen. Es steckt eben meist mehr dahinter, als man denkt.

Jeden Tag einen guten Gedanken fassen

Der Umgang mit nicht selten wildfremden Leuten fällt mir eher leicht. Meine Freunde machen mir des Öfteren scherzhaft den Vorwurf, dass man zusammen mit mir kaum inkognito bleiben könne, weil an der nächsten Straßenecke schon ein weiterer mir bekannter Mensch zum Plaudern stehen bleiben würde. So schlimm ist es, denke ich, nun auch wieder nicht. Dennoch ist es mir ein Anliegen, gerade als Priester eines pastoral ausgerichteten Ordens wie der Prämonstratenser, den möglichen Kontakt zu nutzen, um die Frohe Botschaft der Erlösung bei Gelegenheit anklingen zu lassen.

Das darf auch in schweren und bedrückenden Phasen passieren. Während der Zeit der Fertigstellung dieses Buches ist eine sehr bekannte Frau und Journalistin verstorben, die über lange Jahre täglich für die Leser der Kronen Zeitung in ihrer Kolumne »Tag für Tag« da war. Ihre darin feinnervig formulierten Diagnosen und Fragestellungen im Hinblick auf das Leben haben sich sehr wohltuend zwischen die oft harten Berichte und Schlagzeilen hineingewoben. Kardinal Christoph Schönborn hat ihr posthum anlässlich des Requiems im Wiener Stephansdom ein berührendes Kompliment gemacht, indem er sagte, Frau Marga Swoboda habe in ihren Zeilen so etwas wie ein Evangelium für den Alltag formuliert.

Ich fühle mich mit dieser tiefsinnig denkenden Frau sehr verbunden, obwohl wir uns nicht oft begegnet sind. So soll sie hier noch einmal zu Wort kommen. Aus ihrer letzten Kolumne mit der Überschrift »Glück ist Ansichtssache« ist auf ihrem Sterbebildchen Folgendes zitiert: »Und plötzlich siehst du ein Lächeln, das dir ungebremst das Gesicht erhellt. Tut gut, ein kleiner Gedanke von irgendwo nach irgendwohin. Dann weiß man, dass es sich lohnt, dir oder mir etwas Gutes zu tun.«

Gott segne Ihre Zeit, die Sie mit dem Buch und dann noch viel mehr mit den Pflanzen verbringen!

Stift Geras, im Frühjahr 2014

1 Ein Spaziergang im Frühling
Mit Ehrfurcht zu Boden schauen

Unser Körper kommt am besten mit dem zurecht, was zur jeweiligen Zeit gerade in der Umwelt passiert und wächst. Konkret ist vom Wetter bzw. der Jahreszeit und dem pflanzlichen Angebot in der freien Natur die Rede. Das sind zwar anscheinend selbstverständliche Tatsachen, die aber von einem Großteil unserer Zeitgenossen ignoriert werden. Denn es ist ja relativ unkompliziert, sich eine Scheinwelt um sich herum aufzubauen und damit eine Zeit lang das Leben zu genießen, bis eben im Laufe der Monate und Jahre bestimmte Beschwerden psychischer oder physischer Natur auftauchen, die dann wiederum einen zeitlichen und finanziellen Aufwand erfordern, um dementsprechend behandelt zu werden.

Dabei wäre es durch eine vernünftige und bescheidene Lebensweise so einfach, sich das größtenteils zu ersparen. Das Gewand zum Beispiel sollte normalerweise dem jeweiligen Wetter und nicht unbedingt meinem eigenen Spleen entsprechen. Will jemand bei niedrigen Temperaturen nur hauchdünn bekleidet für seine Altersgenossen als cool erscheinen, führt das höchstens zu einer Erkältung des Körpers.

Es ist auch widersinnig, in der beginnenden Vegetationsperiode über all das hinwegzublicken, was der Reichtum der Natur bis an meine Zehen wachsen lässt. Ich brauche mich nur respektvoll vor all dem zu verneigen, um die eine oder andere Gabe für meine derzeitige Verfassung zu entdecken. So vieles finden wir im »grünen Angebot der Natur«.

Gundelrebe
Glechoma hederacea

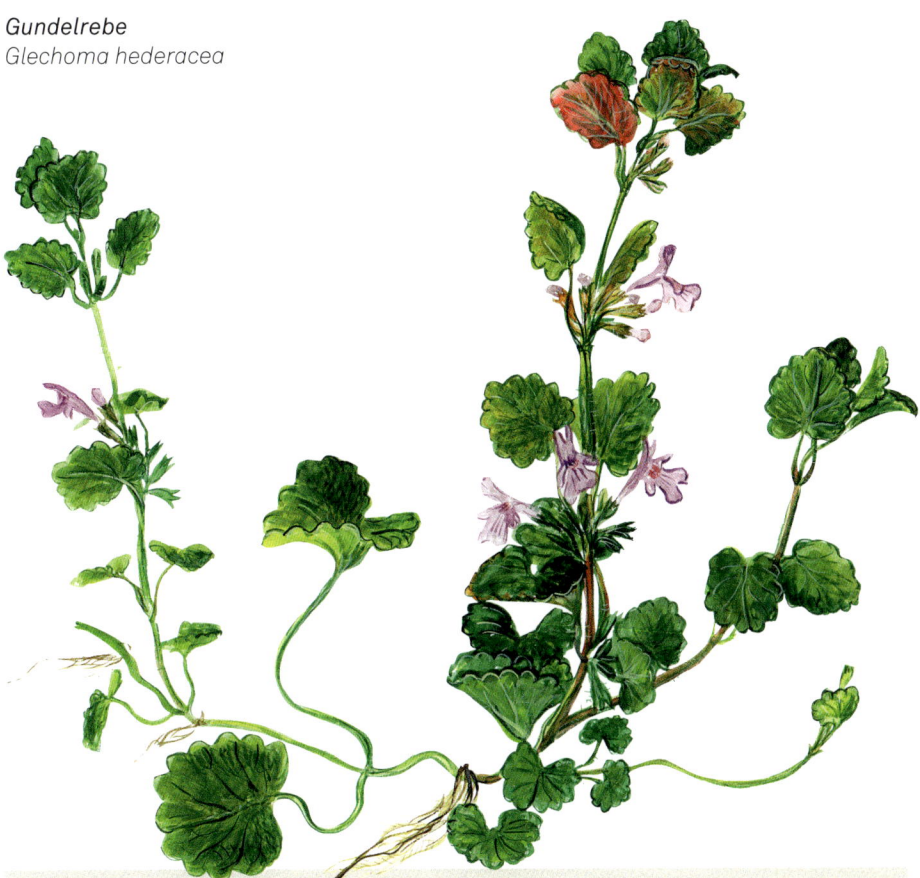

Wildkräuter frisch verwenden:

Uns allen steht fast das ganze Jahr über eine reiche Palette an neu ausgetriebenen Pflanzen zur Verfügung, die wir je nach Geschmack und Phantasie gebrauchen und verkosten dürfen. Dazu zählen zum Beispiel Bärlauch, Brennnessel, Ehrenpreis, Gänseblümchen, Gundelrebe, Löwenzahn, Sauerampfer, Schafgarbe und Spitzwegerich. Diese kraftvollen und gesundheitsfördernden Gewächse können uns neben vielen anderen Wildkräutern als Grundlage für einen Tee, als Gewürz für die Suppe oder als Beigabe für einen Brotaufstrich und Salate dienen.

2 Rosmarin hebt das Gemüt …
… macht munter und lebendig

Viele Menschen leiden selbst im Frühling noch unter kalten Händen und Füßen. Die Durchblutung scheint dort nicht so richtig in Gang zu kommen. Eine erhöhte Bewegung und eine gezielte Gymnastik können zwischendurch ein wenig Abhilfe schaffen. Was aber gerade im Frühjahr erschwerend dazukommt, ist ein vermehrtes Müdigkeitsgefühl, das sich negativ auf das persönliche Gemüt niederschlagen kann.

Der Hochsommer wiederum bringt eine Hitze mit sich, unter der nicht nur die Leute stöhnen. Die ganze Natur leidet darunter. Bei uns Zweibeinern stellt sich aber mit den erhöhten Außentemperaturen erneut eine Erschlaffung des Organismus ein, die nach überstandenem Winter schon einmal Thema war.

Wen um Rat fragen, damit der Körper wieder auf Touren kommt und leistungsfähig bleibt? Am besten wenden wir uns an eine Pflanze, die aufgrund ihres natürlichen Habitats ganz gut den Sommer und seine Folgen im Griff hat: der Rosmarin (*Rosmarinus officinalis*). Zerlegen wir den wissenschaftlichen Namen des angenehm duftenden Lippenblütlers, so stecken darin zwei Worte: *ros* (= Tau) und *marinus* (= zum Meer gehörig; oder: vom Meer). Also ergibt die Summe den Begriff »Meerestau«. Damit sind wir im Ursprungsgebiet der beliebten Gewürzstaude angelangt, in den Gegenden rund um das Mittelmeer.

Nicht selten finden wir den Rosmarin auch als Sommergast in den Kübeln und Blumenkisten unserer Gärten. In seinen Pflanzenteilen speichert der Südländer wertvolle ätherische Öle und Gerbstoffe, die nicht nur in der Küche ihren Einsatz finden. Wenn nun schon die Poren unserer Haut durch die Hitze weit offen stehen, dürfen sie auch ruhig das Aroma des Rosmarins aufnehmen.

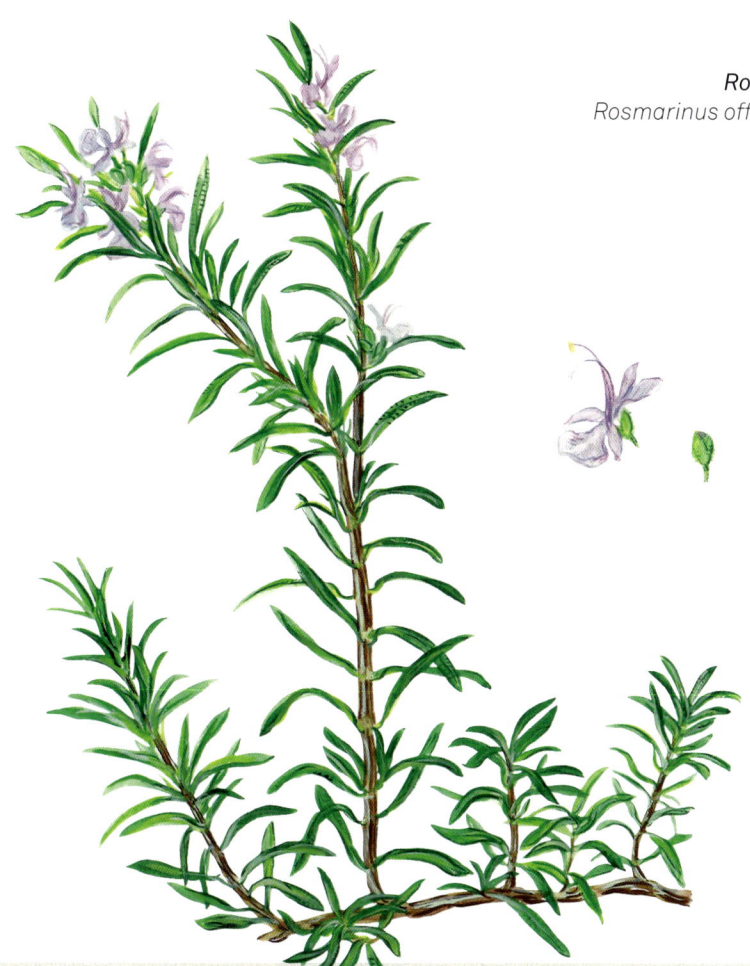

Rosmarin
Rosmarinus officinalis

Badezusatz aus Rosmarin:

Im Sommer kann man leicht die blühenden Pflanzenteile des Rosmarins ernten und schonend im Schatten trocknen. Davon nimmt man 150 Gramm, zerkleinert die Triebe und übergießt sie mit 2 Liter kochendem Wasser. 15 Minuten zugedeckt ziehen lassen. In die vollgefüllte Badewanne leert man anschließend den abgeseihten Sud, um dann eine Weile darin zu baden. Aufgrund ihrer belebenden Wirkung sollte diese Anwendung tagsüber durchgeführt werden und nicht zu spät am Abend.

3 Brüderchen und Schwesterchen
Das Lungenkraut tritt vor den Vorhang

Frühling und Signaturenlehre: Beide machen uns darauf aufmerksam, dass wir in der neuen Jahreszeit unser Augenmerk ins Innere unseres Körpers lenken dürfen. In der Fastenzeit soll daher auch unsere Seele verstärkt Beachtung finden.

Wenn wir also in der Frühlingszeit mit wachen Sinnen durch einen Wald gehen, werden wir automatisch an unsere Organe erinnert. Denn ein blauer Blütenteppich wird alle Jahre über das alte Laub gebreitet. Es sind die Leberblümchen, die unser Auge erfreuen. Und da stehen noch ein paar Pflanzen, deren Blätter in ihrem Aussehen unserer Lunge ähnln, die Blüten in einem zarten Rosarot und gleichzeitig in einem schönen Violett bis Blau tragen. Das ist das Lungenkraut *(Pulmonaria officinalis)*.

Dieser Frühlingsbote, der in manchen Gegenden aufgrund der verschiedenfarbigen Blüten »Hänsel und Gretel« genannt wird, zählt zu den Raublattgewächsen *(Boraginaceae)*. Die Heilpflanze kann bis zu 30 Zentimeter hoch werden. Am Ende ihrer Stängel sitzen mehrere Blüten in der markanten Farbgebung. Die Blütezeit erstreckt sich von März bis April. Die Blätter besitzen auf ihrer Oberfläche weiße, oft scharf abgegrenzte Flecken. Als Inhaltsstoffe weist das Lungenkraut Saponine, Gerb- und Schleimstoffe sowie Kieselsäure und Mineralsubstanzen auf.

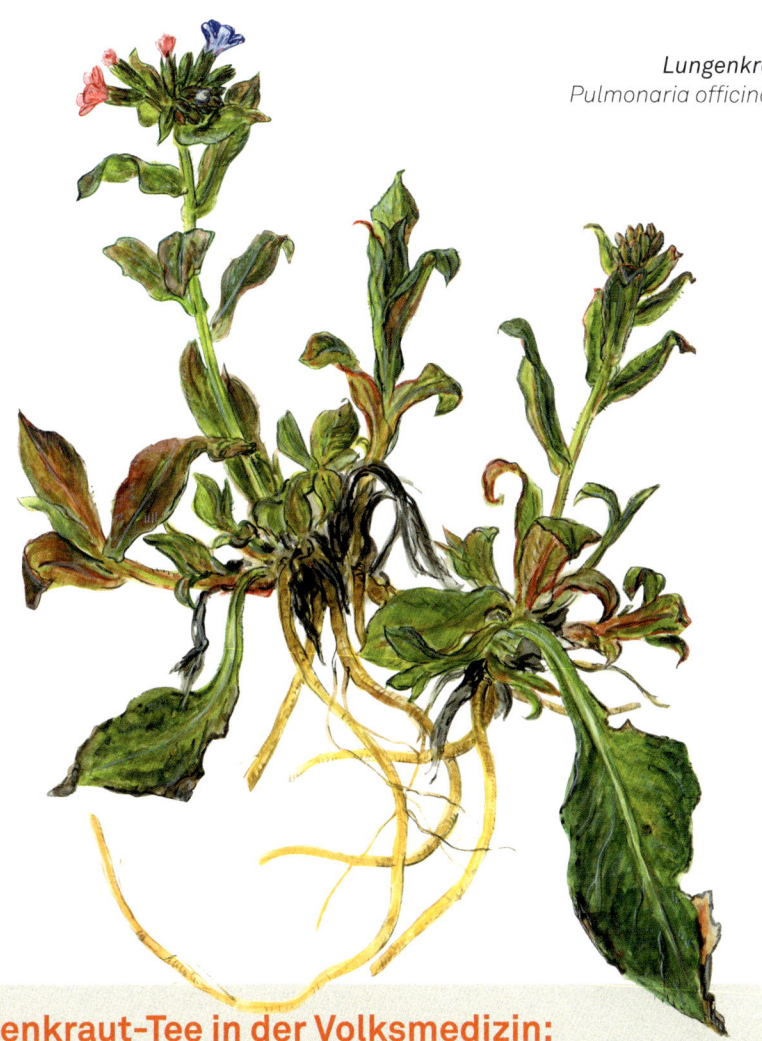

Lungenkraut
Pulmonaria officinalis

Lungenkraut-Tee in der Volksmedizin:

Dieser Tee lässt sich ganz einfach zubereiten. 2 Teelöffel zerkleinertes frisches oder getrocknetes Lungenkraut werden mit ¼ Liter kochendem Wasser übergossen. Anschließend noch 15 Minuten zugedeckt ziehen lassen, dann abseihen. Dieses heilsame Getränk kann sowohl bei Halsschmerzen, Husten und Verschleimung als auch bei Durchfall und Blasenleiden 2- bis 3-mal täglich schluckweise getrunken werden. Es wird bald Linderung verschaffen.

4 Pflanzen speichern Mineralien
Sie nützen unserem Organismus

Der Bergbau hat in unserer Heimat eine lange Tradition. Mithilfe verschiedenster Techniken dringt man dabei in das Erdreich vor, um mehr oder weniger wertvolle Stoffe und Mineralien zu gewinnen. Der Handel mit dem jeweiligen Gut verhalf ganzen Ortschaften und Regionen zu Reichtum und Ansehen. Man denke dabei nur an die Gewinnung und den Handel mit Salz. Viele Ortsnamen geben davon Zeugnis.

Egal, ob man nun zu Erz bzw. irgendeinem anderen Material vorstoßen möchte: Es bedarf eines enormen Aufwandes, um durch das Erdreich oder das Gestein an die gehaltvollen Schichten heranzukommen. Wie wunderbar ist es daher zu bemerken, dass unsere Pflanzen ebenfalls diese Aufbaustoffe speichern. Mit ihren Wurzeln ist es ihnen möglich, uns den Inhalt des Erdreiches aufzubereiten und darzubieten. Im Zuge der Verdauung konsumierter vegetarischer Kost holt sich unser Organismus dann all das Vorhandene aus der Nahrung heraus.

Ein Gewächs, das in den Augen vieler einfach als lästiges Unkraut betrachtet wird, ist die Vogelmiere (*Stellaria media*), die unter anderem sehr viel Kalium in ihren Pflanzenteilen speichert. Wir können dieses Kraut auf verschiedene Art verwerten, damit der Körper daraus einen Nutzen zieht. Und die Zeiten sind gottlob längst vorbei, in denen man sich vielleicht gar noch rechtfertigen musste, wollte man aus »Unkraut« eine Suppe auf den Tisch stellen.

Vogelmiere
Stellaria media

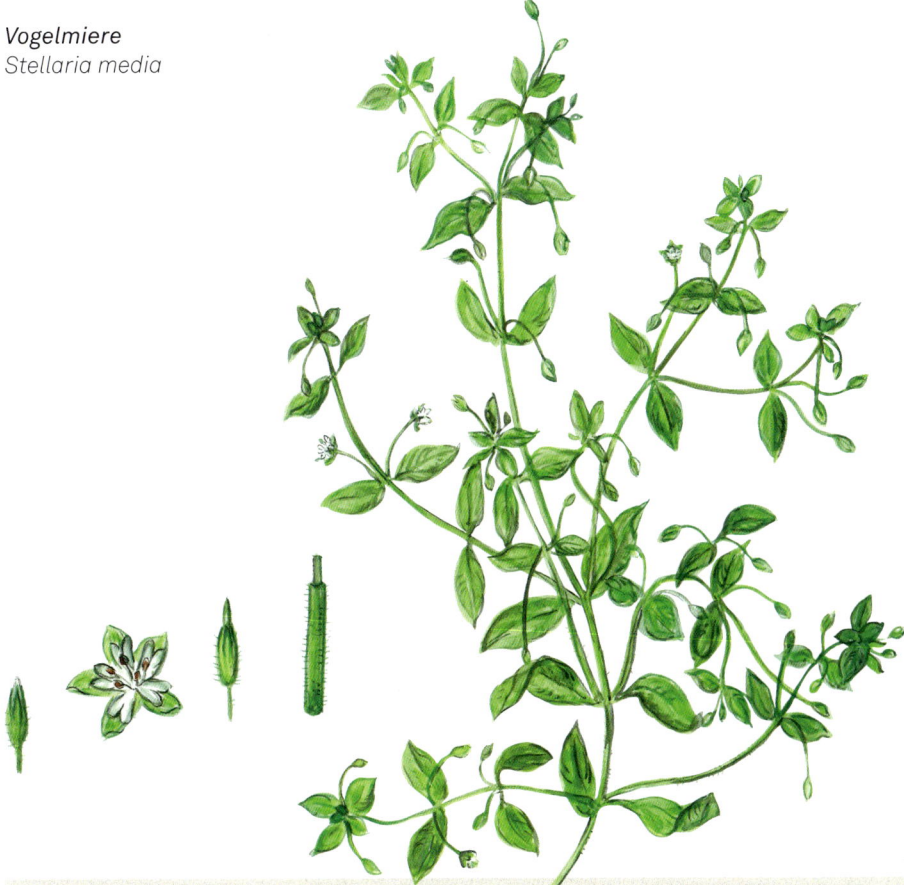

Vogelmieren-Suppe als Mineralienlieferant:

Die ganzen, frisch geernteten Pflanzen werden unter fließendem Wasser sauber gereinigt. Mit einem Mixstab oder in einem Mixglas zerkleinert man die Vogelmierentriebe hernach zu Brei. Dann stellt man eine helle Einbrenn her, in die man den Pflanzenbrei hinzugibt, das Ganze gießt man mit etwas Suppenwasser auf. Die Vogelmieren Suppe wird danach circa 10 Minuten lang gekocht. Bevor man sie vom Herd nimmt, lässt man noch etwas Dille kurz mitkochen. Bei Tisch können Sie dieses Gericht mit ein paar gerösteten Brotwürfeln kredenzen. Mahlzeit!

5 Hör auf das Herzklopfen …
… und schau auf das Veilchen

Es gibt eindeutige Symbole für den Frühling. Im Pflanzenreich zählt zweifelsohne neben vielen anderen Frühblühern auch das Märzveilchen dazu. Sobald sich die Sonne an den länger werdenden Tagen mit ihren wärmenden Strahlen auf den Boden legt, lockt sie die Flora aus ihren winterlichen Verstecken hervor. In diesem beginnenden Wettlauf ist das Veilchen ganz vorne mit dabei. Das aufmerksame Auge und die spürsinnige Nase finden die blauviolett gefärbten Blüten, die wahrlich Duftwogen verbreiten, in Gärten und auf Wiesen, in der Nähe von Zäunen und an geschützten Waldrändern.

Wer vorhat, das Wohlriechende Veilchen (*Viola odorata*) für seine Hausapotheke zu verwenden, kann beim Sammeln daran denken, dass all seine Pflanzenteile – die Blüten, die Blätter, das Kraut und die Wurzeln – geerntet und verarbeitet werden können. Ganze Pflanzen gräbt man natürlich nur auf eigenen Grundstücken und mit Bedacht aus!

Zu den Inhaltsstoffen des Veilchens zählen Saponine, Salizylsäure, Schleim- und Farbstoffe sowie ätherische Öle. In den Monaten März und April steht die vielbesungene Frühlingsblume in voller Blüte. Wenn Sie sich also vor allem für die herrlich riechenden Blüten interessieren, um sie für den Rest des Jahres zu lagern, sollten Sie diese behutsam an einer schattigen Stelle trocknen.

Nicht selten bietet sich Gelegenheit, verschiedenste Speisen mit den lieblichen und köstlichen Veilchenblüten zu garnieren oder Kompotte und Marmeladen damit zu veredeln. Auf jeden Fall gilt für alle der Naturheilkunde gegenüber Aufgeschlossenen in den Frühlingswochen: Wozu in die Ferne schweifen, wenn das Gute liegt so nah?

Veilchen
Viola odorata

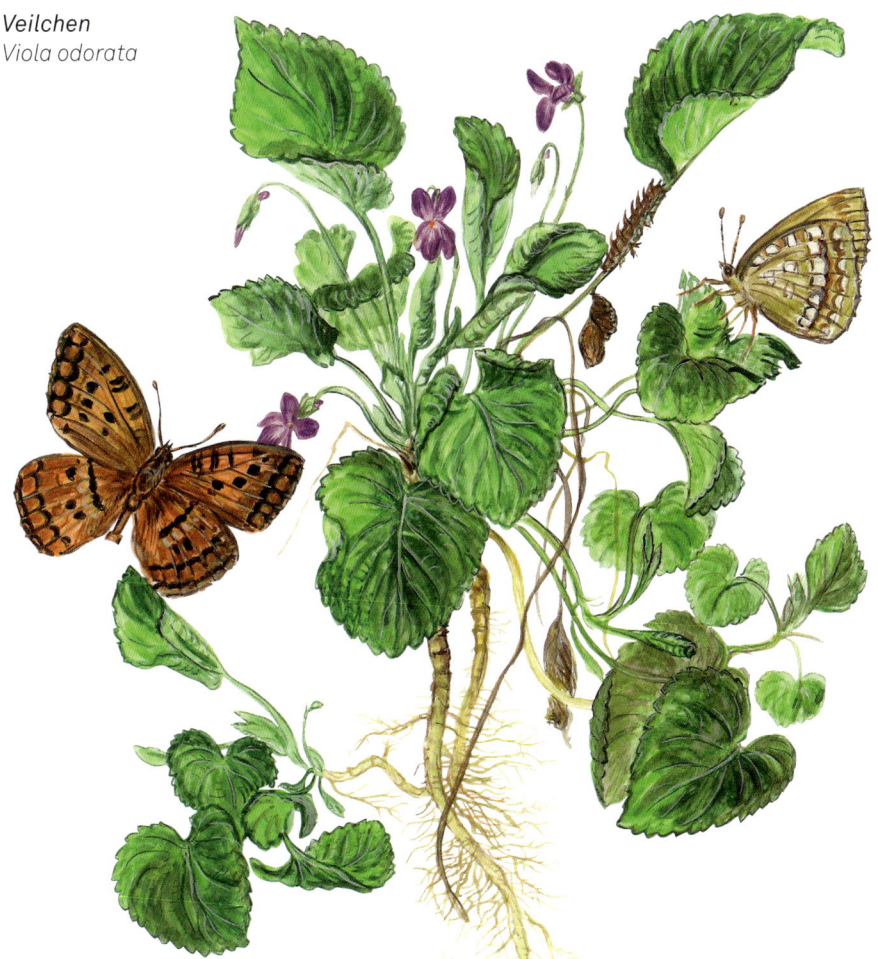

Frieden für das Herz und die Nerven:

An sauberen und unbelasteten Orten kann man bedenkenlos die duftenden Blütenköpfe des Märzveilchens pflücken. Wenn man die frischen Frühlingsboten mit ein wenig Honig vermischt und löffelweise isst, übt das eine gesunde Wirkung auf unser Herz aus. Dieser wichtigste Lebensmotor wird dadurch beruhigt und belastete Nerven erfahren gleichzeitig eine Stärkung.

6 Gesunder Magen – frisches Gedächtnis
Auf den Bärlauch keinesfalls vergessen

»Jetzt fällt mir gerade der Name nicht ein, der mir ohnehin auf der Zunge liegt.« Das kennt wohl ein jeder von uns. Bei Übermüdung oder bei Arbeitsstress kann es leicht vorkommen, dass unser Gedächtnis momentan seinen Dienst versagt. Viele machen sich dann Sorgen und meinen, ihr Alterungsprozess würde weit früher als angenommen einsetzen. Hier kann ich beruhigen. Die äußeren Einflüsse auf unsere Sinne sind durch die medialen Möglichkeiten in den letzten Jahrzehnten um ein Vielfaches mehr geworden, so dass es kaum verwunderlich ist, wenn das eingangs geschilderte Phänomen eintritt.
Gehirn und Verdauung hängen zusammen. Das bringt schon eine alte Weisheit für alle Schüler und Studenten zum Ausdruck: »Plenus venter non studet libenter.« – »Ein voller Bauch studiert nicht gern.« In Hinblick auf den Bärlauch (*Allium ursinum*) dürfen wir Folgendes feststellen: Diese charakteristisch duftende Pflanze enthält viel schwefelhaltiges ätherisches Öl und hat somit eine keimtötende Kraft. Wer den Bärlauch verwendet, hilft dem Magen, sich gegen schädliche Bakterien, die sich vor allem im Frühjahr einnisten können, zur Wehr zu setzen. Stehen Magen und Darm also nicht unter Stress, kann auch das Gehirn freier arbeiten.

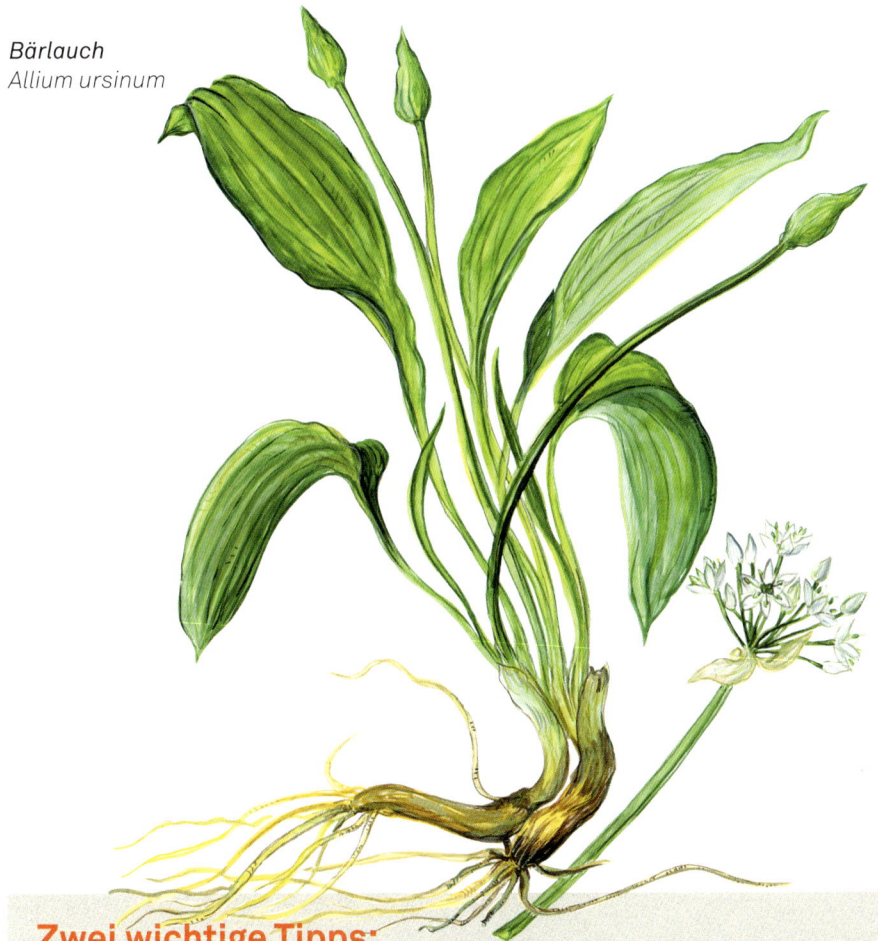

Bärlauch
Allium ursinum

Zwei wichtige Tipps:

Erstens: Bärlauch wird unter Umständen von Unkundigen beim Ernten mit den äußerst giftigen Blättern des Maiglöckchens verwechselt. Der Kräuterliebhaber weiß aber sehr wohl beide zu unterscheiden. Bitte achten Sie dennoch darauf!

Zweitens: Aus frischen Bärlauchblättern lässt sich auch im herkömmlichen Heißaufguss ein Tee zubereiten, indem man 2 Teelöffel zerkleinerte Blätter mit ¼ Liter kochendem Wasser übergießt und 15 Minuten zugedeckt ziehen lässt. Dieser Bärlauch-Tee regt die Nierentätigkeit an und hilft bei Hautausschlägen.

7 Der Duft der Nacht
Die Nachtkerze lockt viele Besucher an

Diese Pflanze hat andere »Öffnungszeiten« als ihre zahlreichen Verwandten. Wie schon der Name der Gemeinen Nachtkerze (*Oenothera biennis*) verrät, stehen die herrlich gelben Blüten des Neophyten besonders in der dunklen Tageshälfte offen. Sie verströmen einen äußerst feinen und parfumartigen Duft, der in der Stunde, nachdem sich die Blüte entfaltet hat, am intensivsten ist. Das lockt vor allem zahlreiche Nachtfalter an, die auf ihrer Nahrungssuche zugleich ihren bestäubenden Dienst für die Nachtkerze verrichten.

Hat jemand diesen pflanzlichen Luftverbesserer in seinem Garten stehen, kann er leicht die Gelegenheit nutzen, die Schmetterlinge der Nacht besser kennenzulernen. Ein besonderer Besucher der Nachtkerzen ist das Taubenschwänzchen (*Macroglossum stellatarum*), das in seinem Flugverhalten sehr an einen Kolibri erinnert.

Wie so viele Pflanzen gelangte die Nachtkerze zu Zierzwecken aus ihrem Ursprungsgebiet Nordamerika im 17. Jahrhundert nach Europa. Bald schon nutzte man aber auch die Wurzel der Nachtkerze als schmackhafte Beigabe zum herkömmlichen Gemüse. Ich habe einmal ein altes Sprichwort entdeckt, in dem es heißt: »1 Pfund Rapontikawurzel (= Nachtkerzenwurzel) gibt mehr Kraft als 1 Pfund Ochsenfleisch.« Der Geschmack ist der Schwarzwurzel ähnlich, nur etwas süßlicher. Sobald die Blüten erscheinen, wird die Wurzel jedoch hart!

Aus den Nachtkerzen-Samen wird ein Öl gewonnen, das bei Neurodermitis, Osteoporose, Arthritis und Menstruationsbeschwerden sowie als Kosmetikum Anwendung findet.

Nachtkerze
Oenothera biennis

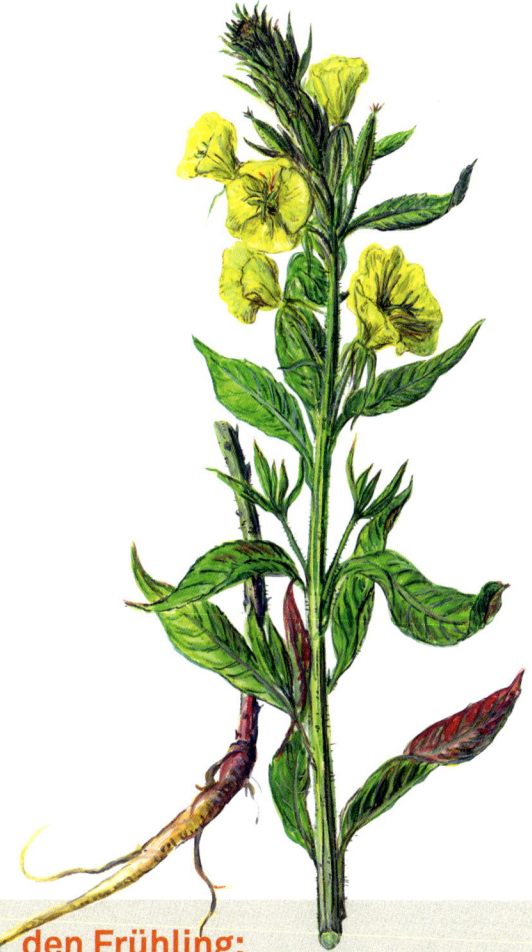

Ein Tipp für den Frühling:

Nachtkerzen haben eine zweijährige Wachstumszeit. Im zweiten Jahr kann man um den Monat Mai herum, wenn die Blattrosette der aufstrebenden Pflanze noch am Boden liegt, mit einem geeigneten Gerät die Wurzel ausstechen. Nach Beseitigung der Blätter wäscht man die Rapontikawurzel gründlich und schabt die äußere Haut derselben ab. Dann kocht man die ganze Wurzel in Salzwasser, um sie hernach in Scheiben zu schneiden, mit Essig und Öl anzurichten und zu genießen.

8 Eine Nessel, die nicht brennt
Die Weiße Taubnessel

Als weder bedrohlich noch groß bezeichnet schon im 13. Jahrhundert der gelehrte Bischof Albertus Magnus unsere bescheidene Freundin aus dem Pflanzenreich. Vor der Brennnessel hat man immerhin Respekt und hält somit auch den gebotenen Abstand ein, um nur ja nicht mit einem unangenehmen Schmerz auf der Haut des Weges ziehen zu müssen.

Lediglich das Äußere erweckt bei der Weißen Taubnessel (*Lamium album*) einen gefährlichen Anschein. In Wirklichkeit zählt diese Heilpflanze zur großen Familie der Lippenblütler, was wohl jeder Amateur der Kräuterkunde schon beim Betrachten ihrer schönen Blüten erkennen kann. Diese enthalten Gerb- und Schleimstoffe, verschiedene Säuren und Flavonoide sowie Iridoide.

Wenn die Taubnesseln im Frühjahr frisch austreiben, kann man sie Salaten als gesunde Ergänzung beifügen, den Darm und vor allem die Harnwege damit stärken.

Interessant ist zudem, wie sich Taubnesseln verbreiten lassen. Sie nehmen die Ameisen zu Hilfe, welche ihrerseits die reifen Nüsschen des Heilkrauts samt Ölgefäßen als Delikatesse schätzen und sie daher über weite Strecken transportieren. Es ist doch wunderbar, wie die Natur zusammenspielt!

Weiße Taubnessel
Lamium album

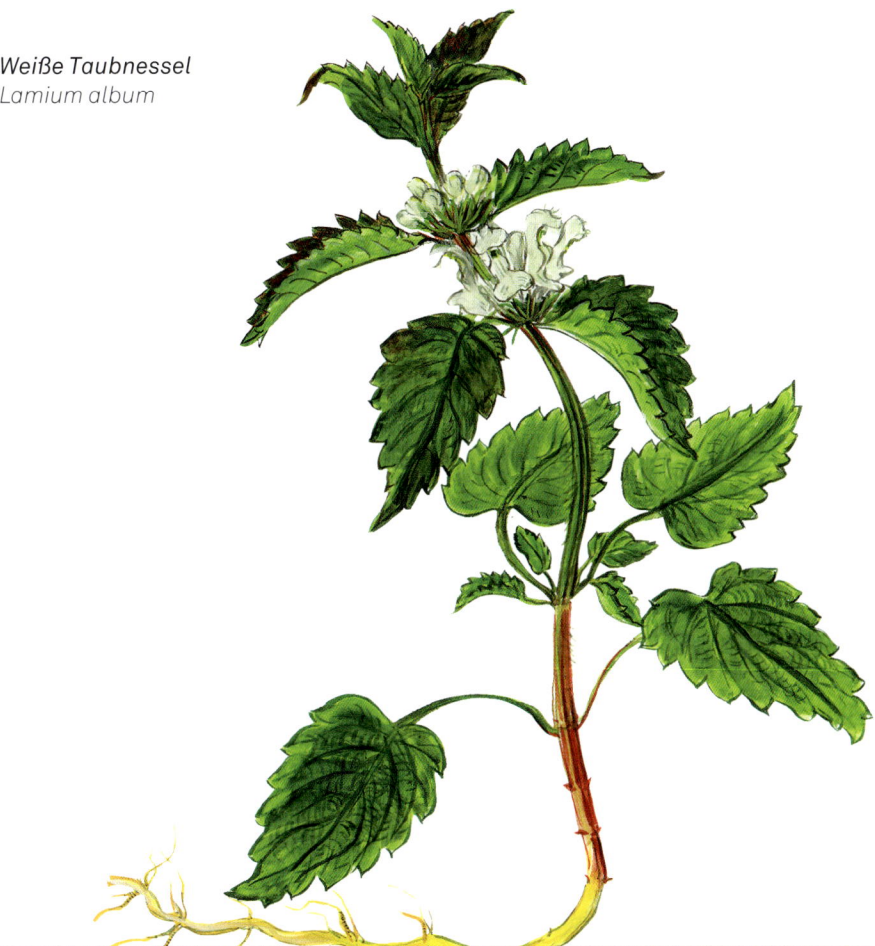

Verschiedene Tees bei Blutarmut und Bleichsucht:

Das jeweilige Kraut in gewohntem Heißaufguss im Verhältnis 2 Teelöffel zu ¼ Liter kochendem Wasser aufgießen, 15 Minuten zugedeckt ziehen lassen, den Tee abseihen und abwechselnd als Tagesgetränk verwenden: Birkenblätter *(Betula alba)*, Weiße Taubnessel, Erdbeerblätter *(Fragaria vesca)* und Johanniskraut *(Hypericum perforatum)*. Dazu jeden Tag mindestens einen Apfel, nach Möglichkeit eine alte Sorte aus eigenem Garten, essen.

9 Die Zeit des Lindenbaums
Fest verwurzelt im Vertrauen

Eine Sprache muss nicht immer nur aus lesbaren Worten zusammengesetzt sein. Sie kommt auch durch die äußere Form und Gestalt eines Lebewesens zum Ausdruck. In weiterer Folge umgibt alles Lebendige eine Aura, der man sich entziehen kann, die man zu ignorieren vermag oder die man schlicht und einfach zu erfassen und aufzunehmen sucht.
Warum soll das nicht auch bei den Bäumen der Fall sein? Wer die Pflanzen in ihrer Sinnsprache ein wenig begreift, bekommt damit zugleich eine Hilfe, um die verschiedenen Charakterzüge eines Menschen besser einordnen und erklären zu können.
Die zwischen dem 11. und 20. März sowie dem 13. und 22. September Geborenen stehen ganz im Zeichen der Linde *(Tilia cordata)*. Für sie möchte ich einige Wesensmerkmale von ihrem Geburtstagsbaum ablesen und in Worte fassen.
So finden sich an diesem sympathischen Gewächs zuvorderst die Herzlichkeit und Liebenswürdigkeit. Das Lindenholz ist weich, daher konnten seit Jahrhunderten viele Statuen und Zierrate aus diesem Material geschnitzt werden, uns Erdenbürgern zur Freude. Pflückt man im Sommer ein Blatt vom Lindenbaum, spiegelt sich die Form des Herzens in diesem Sauerstofflieferanten wider.
Wer unter einer Linde im Getriebe des Alltags innehält, wird sich sehr schwertun, Hetze, Mühe und Kampf unter den bergenden Schatten mitzunehmen. Vielmehr kann es sein, dass ein Lächeln auf den Lippen Platz greift und alle vordergründig besorgniserregenden Vorgänge in der Relation zum langen Leben des Lindenbaums ihren Schrecken verlieren. Der grüne Recke bleibt dort, wo er wächst, stehen und läuft weder vor sich selbst noch vor uns Hilfesuchenden davon.

Linde
Tilia cordata

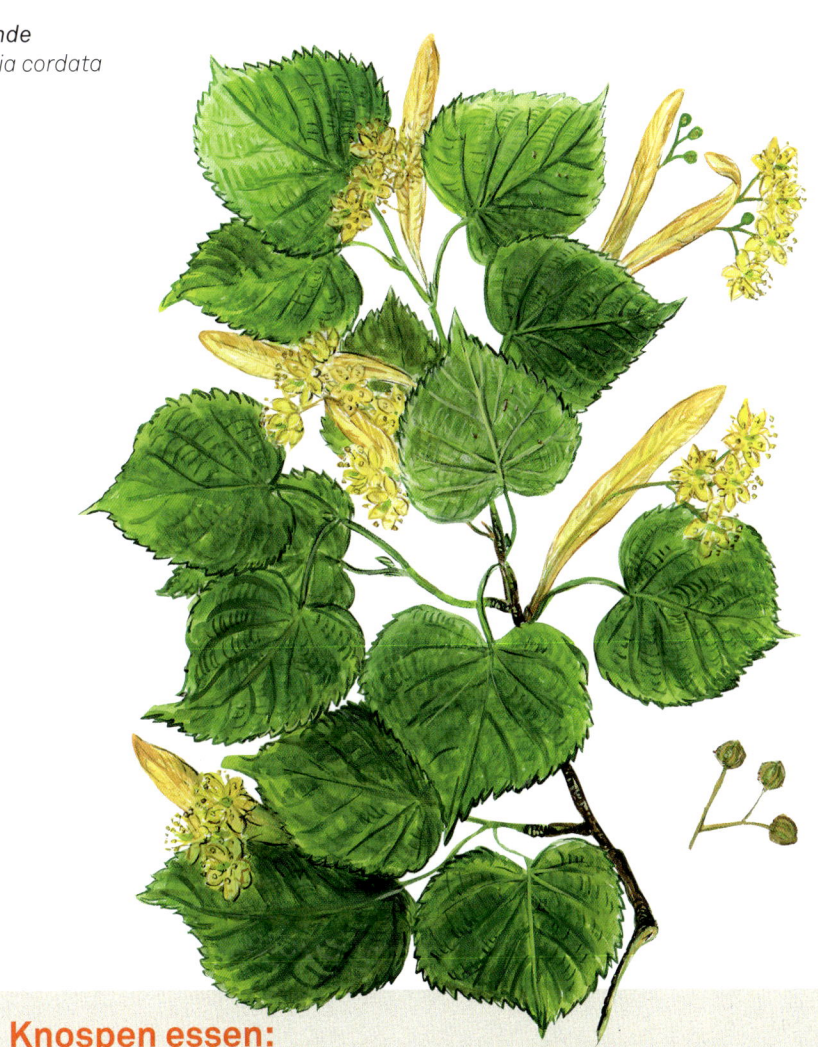

Knospen essen:

Alle Jahre im März/April bereiten sich die Zweige einer Linde darauf vor, in der Sonnenwärme ihre Blätter zu treiben. Bei einem Spaziergang kann man durchaus an sauberen Orten die eine oder andere Knospe vom Lindenbaum nehmen, um sie ganz bewusst zu kauen und die geballte Kraft des Frühlings in den Organismus aufzunehmen. Zwei oder drei Knospen reichen dafür.

10 Kleiner Freund am Boden
Gänseblümchen helfen dem Kopf

»Heilkräuter sind für mich ein Lächeln des Schöpfers!« Das formulierte einst mein Mitbruder und Lehrer Hermann-Josef Weidinger aus dem Stift Geras, als er im Dienst als Kräuterpfarrer unermüdlich versuchte, die Menschen bewusster an den Rand ihres Lebensweges blicken zu lassen, um dort die eine oder andere wunderbare Handreichung aus dem Reich der Pflanzen zu entdecken. Dabei ging es ihm nie darum, nur die Inhaltsstoffe eines bestimmten Gewächses anzupreisen. Denn ein Heilkraut soll man keineswegs bloß auf seinen Nutzen reduzieren. Damit wird man ihm nicht gerecht.

Es gibt so viele Blumen, die den lebenserhaltenden Himmelskörper der Sonne widerspiegeln. Unter anderem zählt das Gänseblümchen (*Bellis perennis*) zu jenen unscheinbaren und zugleich kraftvollen Individuen im Rasen vor dem Haus. So können wir das ganze Jahr über bei entsprechender Aufmerksamkeit ein schönes florales Geschenk für Herz und Leib gewahren.

Viele Zeitgenossen leiden unter Kopfschmerzen und sind ratlos, wo denn im Organismus die Ursache für dieses Unwohlsein zu finden ist. Manchmal liegt der Grund hierfür in einer geschwächten Funktion der Verdauungs- und Reinigungsorgane, im Speziellen der Leber.

Das Gänseblümchen wandelt jeden Tag für uns die Kräfte der Sonne so um, dass der menschliche Leib davon profitieren kann. Aber es ist beides wichtig, um die Hilfe, die in der Natur steckt, ausschöpfen zu können: sich das Lächeln des Schöpfers schenken lassen und den Inhalt der bescheidenen Blume für den Körper aufbereiten.

Gänseblümchen
Bellis perennis

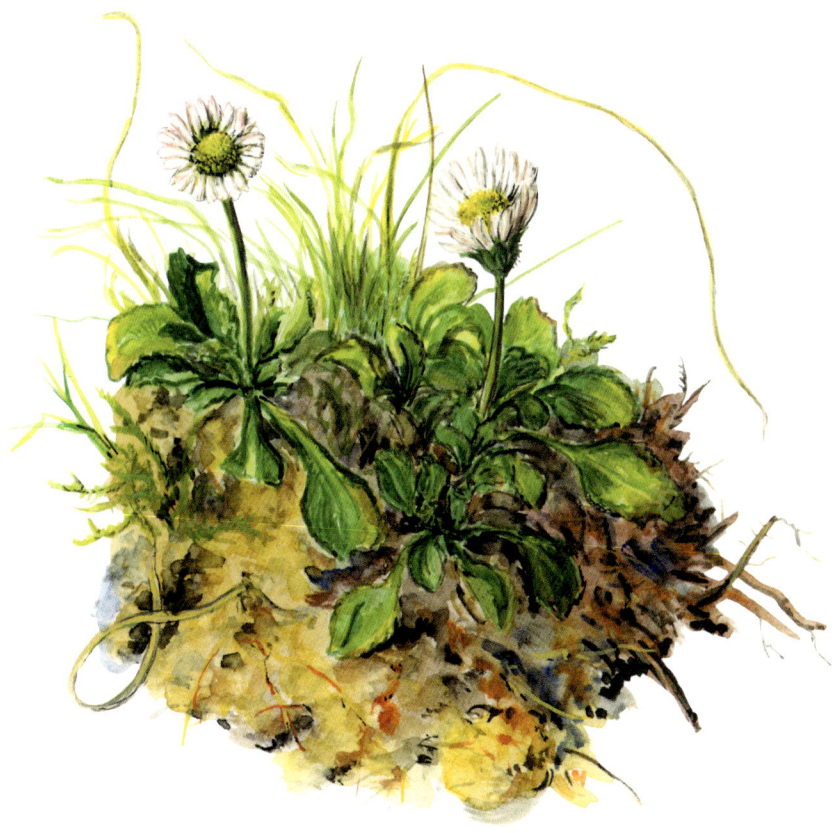

Leber-Kur bei Kopfschmerzen:

Einmal im Monat kann man im besagten Falle auf die Gänseblümchen zurückgreifen. Dazu nimmt man einen Esslöffel voll zerkleinertes Blüten und Blättergemisch und übergießt es mit ¼ Liter kochendem Wasser. 15 Minuten ziehen lassen, abseihen und dann früh und abends schluckweise trinken. Am besten 1 Woche lang durchführen.

11 Verschenkte Liebe
Die Pflege der Bettlägerigen

Jung, fesch und sexy! Das sind Maßstäbe, die einem in der Jugendzeit durch das physische Reifen mitgeliefert werden und die man mit zunehmendem Alter wie eine Bastion zu verteidigen versucht. Unserem Auge liefern zahlreiche Vorbilder in der Werbung täglich die Motivationsimpulse dafür. Wer nicht mithalten kann, bleibt auf der Strecke.

Weniger Beachtung finden jene Menschen, die durch eine schwere Behinderung oder Krankheit an den Rollstuhl oder ans Bett gefesselt sind. Durch ihre eingeschränkte Mobilität treten sie äußerst selten ins Bild der täglichen Berichterstattung.

Ich bin aber der Meinung, dass am Krankenbett weit tiefere Dimensionen der Hingabe und des Daseins füreinander zutage treten, als dies an rein äußerlichen Körperfassaden geschieht. Liebe ist nicht nur eine Sache der Emotion, sondern auch des Willens und der Entscheidung. Papst Benedikt XVI. schrieb über die Beschaffenheit der Liebe in seiner Enzyklika *Deus caritas est* (zu Deutsch: Gott ist die Liebe): »Sie bewahrheitet sich genau dort, wo absichtslos den Menschen Gutes getan wird.«

Der Ort, wo dies auf jeden Fall geschieht, ist dort, wo sich ein behinderter und bettlägeriger Mensch befindet. Die Angehörigen und Freunde nehmen bewundernswert ihr Kreuz auf sich und folgen Jesus nach. Ihr Leben richtet sich ganz auf den anderen aus.

Helfen kann der wasserliebende Kalmus (*Acorus calamus*), eine Heilpflanze, die am Rande so manchen Biotops ihren Standort hat. Bitterstoffe sowie ätherische Öle in der Wurzel unterstützen den geschwächten Menschen. Eine Badebeigabe (80 Gramm zerkleinerte Wurzel in 2 Liter Wasser 1 Stunde ziehen lassen, aufkochen und abseihen) hilft bei Erschöpfungszuständen, in der Rekonvaleszenz und bei Rheumaleiden.

Kalmus
Acorus calamus

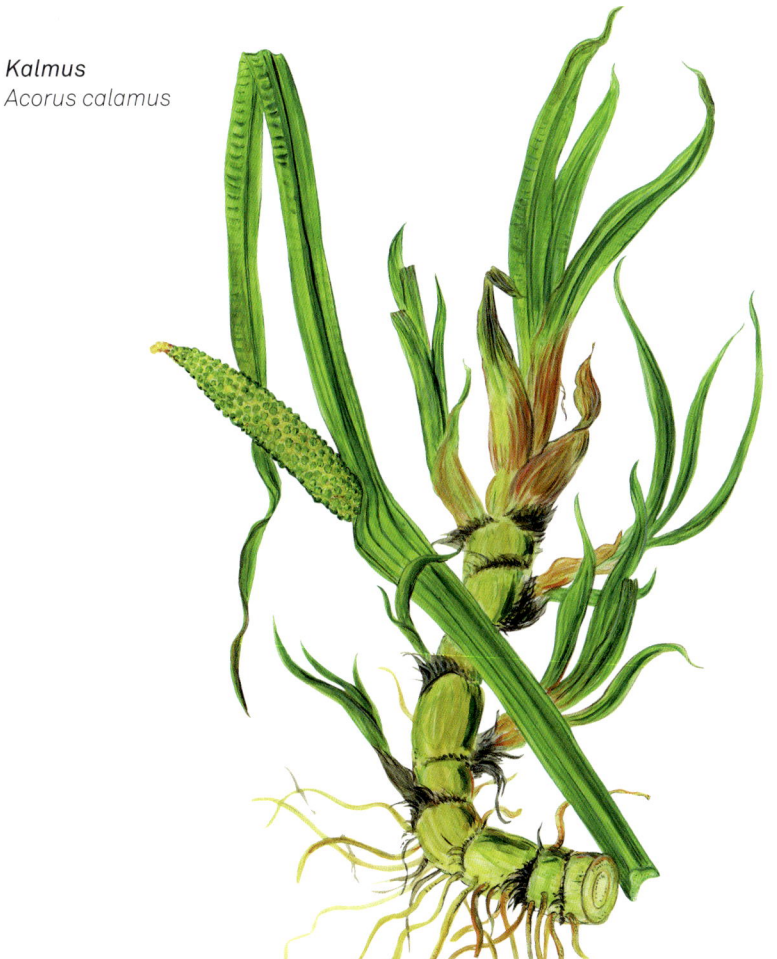

Kalmus-Öl gegen Durchblutungsstörungen:

250 Gramm geschälte und zerkleinerte frische Kalmuswurzeln mit 1 Liter naturreinem Olivenöl 14 Tage in einem verschlossenen Glas ins sonnige Fenster stellen. Täglich durchschütteln und am Schluss abseihen, die Wurzelstücke noch auspressen und das abgefüllte Öl dunkel und kühl lagern. Damit reibt man dann die im Hinblick auf das Wundliegen gefährdeten Hautstellen der Patienten wie Füße, Waden, Schulterblätter, Ellbögen und Hinterhaupt ein.

12 Kosmetikum von der Böschung
Lupinen geben ihre Schönheit weiter

Wenig Aufwand und viel Effekt: So könnte ein gärtnerischer Ratschlag lauten, den man für einen pflegeleichten Garten erteilen möchte. In diesem Zusammenhang fallen mir auf Anhieb eine Reihe von Pflanzen ein, die ich in freier Natur jedes Jahr neu entdecke, weil sie immer wieder austreiben und selbst dafür sorgen, dass auch in der darauffolgenden Vegetationsperiode der Staffellauf des Blühens fortgesetzt werden kann.
Im Frühsommer stehen an den Straßenrändern zum Beispiel viele Lupinen, die sich auch dafür eignen, in der Vase zu Hause einen ansehnlichen Schmuck zu bieten. Die verschiedenen Arten dieses Schmetterlingsblütlers (*Faboideae*) wurden aufgrund ihrer Blütenpracht gerne als Gäste in die Gärten der Siedlungen und in gepflegte Parks gebeten und haben sich von dort aus ihre eigenen Wege in die heimische Flora gebahnt. Daher sind sie heute vielerorts an Hängen und Böschungen zu erspähen. Am häufigsten finden wir die Blaue Lupine (*Lupinus angustifolius*) und die Vielblättrige Lupine (*Lupinus polyphyllus*) bei uns vor.
In der Landwirtschaft werden diese Pflanzen geschätzt, weil sich entlang ihrer langen Wurzeln Knöllchenbakterien ansiedeln, die dafür sorgen, den Stickstoffgehalt des Bodens zu erhöhen und daher auf natürliche Weise eine Düngung des Erdreichs herbeizuführen. Im 20. Jahrhundert wurden zudem Sorten gezüchtet, die weniger Bitterstoffe als die Wildarten enthalten und sich so besser als eiweißreiches Futter eignen.
Für mich sind die Lupinen am Wegrand einfach schön anzuschauen, und sie können auch äußerlich zur Verschönerung unserer Haut beitragen.

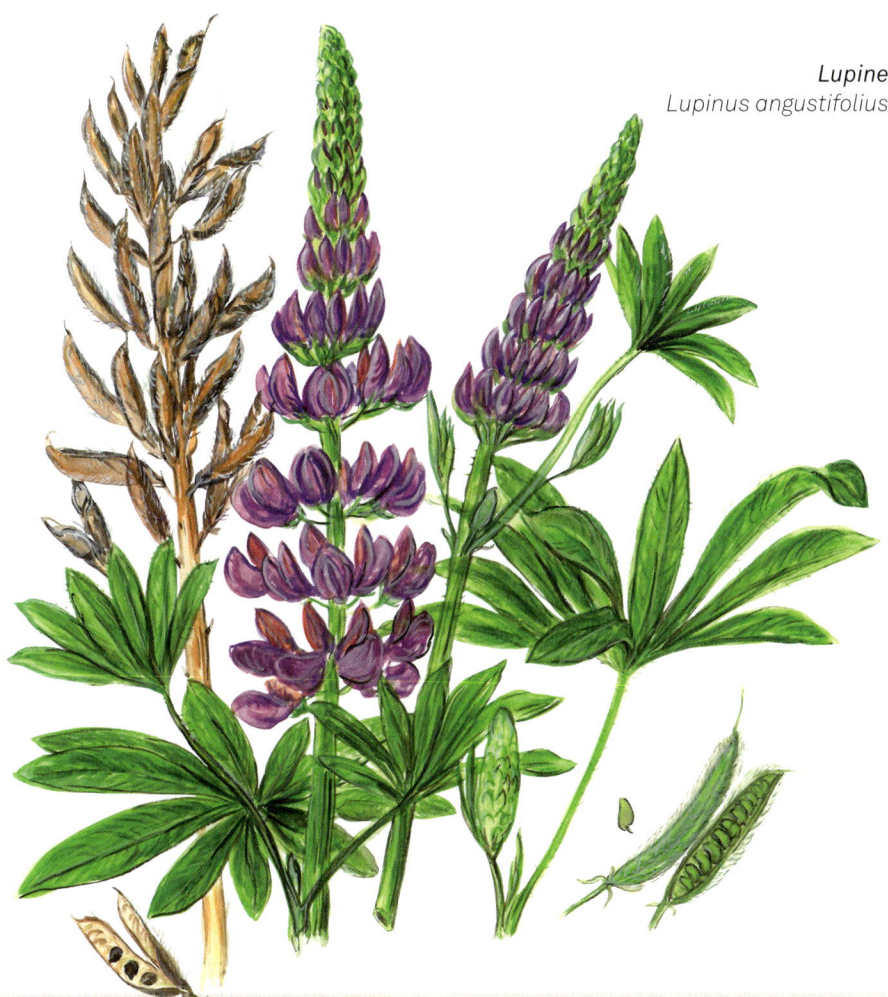

Lupine
Lupinus angustifolius

Wolfsbohnen mahlen:

Lupinensamen, die in Hülsen heranreifen, werden auch Wolfsbohnen genannt. Die reifen Sämereien kann man rösten und in einer Kaffeemühle oder im Mörser zerkleinern. Vom gewonnenen Pulver mischt man 2 bis 3 Esslöffel voll mit etwas Olivenöl zu einem Brei, den man auf die Gesichtshaut aufträgt und nach 20 Minuten abwäscht. Durch diese Packung lassen sich Hautunreinheiten mithilfe der Lupine abbauen.

13 Wunden und Narben …
… erzählen eine Geschichte

Ein makelloses Äußeres ist offensichtlich schon der halbe Fahrschein für das Leben. Das leuchtet uns ein. Denn wir reagieren auf ein nettes und attraktives Erscheinungsbild eines Menschen nun einmal besonders wohlwollend. Da gibt es genug Begebenheiten, die man entweder berichtet bekommt oder selbst erlebt hat. Immerhin liegt es in unserer Natur, schöne Zeitgenossen für uns gewinnen zu wollen und sie daher zu umwerben. Aber letztendlich sind Mitmenschen, die außer einem sommerlichen Teint, vollem Haar und einer gut proportionierten Statur samt dementsprechender Garderobe kaum etwas aufzuweisen haben, schlichtweg langweilig. In der darstellenden Kunst finden wir durchaus Parallelen dazu. Oft bringen die Irregularitäten Leben in die äußere Gestalt hinein.
Auf unserer Haut, dem flächenmäßig größten Organ des Körpers, sind es häufig die Narben, die eine eigene Geschichte kundtun. Meist stammen sie von Operationen oder von einem Unglücksfall, die schon weit in der Vergangenheit zurückliegen. Mit den guten Möglichkeiten, die der chirurgischen Medizin heute zur Verfügung stehen, verheilen Schnittstellen, die im Zuge eines operativen Eingriffs notwendig sind, ganz passabel. Dennoch braucht es nach wie vor die gute Hand beim Schließen einer Wunde. Unterstützung bieten zudem die Heilkräuter, die den Organismus von innen heraus stärken können. Eine davon heißt Blutwurz *(Potentilla tormentilla)*, die aufgrund ihres wissenschaftlichen Namens auch Tormentillwurz genannt wird.

Blutwurz
Potentilla tormentilla

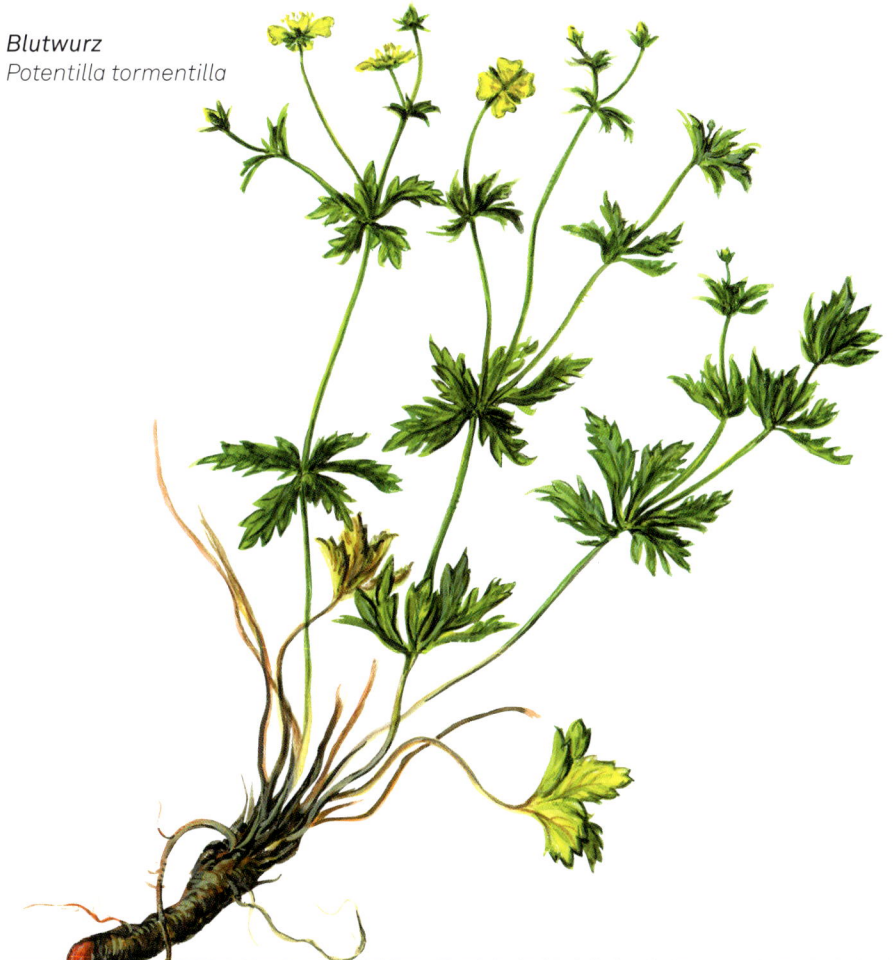

Blutwurz wirkt zusammenziehend:

Von der getrockneten und zerkleinerten Wurzel dieses Heilkrauts setzt man am besten 2 Esslöffel voll über Nacht in ½ Liter kaltem Wasser an. In der Früh wird der Ansatz kurz aufgekocht. 5 Minuten lang ziehen lassen, abseihen und in eine Thermosflasche gießen. Tagsüber nimmt man vom Blutwurz-Tee immer wieder einen Schluck, damit die Wunden besser vernarben. Sind sie geschlossen, kann man zusätzlich Beinwell-Salbe am Abend auftragen.

14 Alternative und gesunde Ernährung
Der Buchweizen liefert dazu einen Beitrag

Wer zu Hause das Glück hat, im Freilauf ein paar Hühner als Bereicherung des Lebens halten zu dürfen, kommt sicherlich mit dem Futterkorn Weizen in Berührung. So gerne ihn die gackernden Eierlieferanten schnabulieren, so wichtig ist das Getreide auch für unsere ausgewogene Ernährung. Hört man also den Namen Buchweizen, denkt man unwillkürlich an ein Getreide. Diese Pflanze zählt aber zu den Knöterichgewächsen und hat dadurch verwandtschaftliche Beziehungen zu Rhabarber und Sauerampfer.

Der Buchweizen (*Fagopyrum esculentum*) wuchs ursprünglich im östlichen Asien und kam schon im Mittelalter nach Europa. Er kann als recht anspruchslos sowie genügsam bezeichnet werden und gedeiht selbst noch auf sandigen Heideböden. Als Früchte trägt die einjährige Pflanze 4 bis 6 mm lange Nüsschen, die in ihrer Gestalt an Bucheckern erinnern.

Buchweizenkörner sind basenbildend und besitzen einen hohen Eisensowie Magnesiumanteil. Sie beinhalten außerdem Kalzium, Vitamin B und E, Zink, Kupfer, Selen und Kieselsäure. Buchweizen, öfter in die Ernährung eingebaut, hilft bei Krampfadern, kräftigt das Bindegewebe, fördert die Durchblutung, beugt rheumatischen Erkrankungen und Arthritis, Diabetes und Bluthochdruck vor, stärkt das Immunsystem und wirkt kreislaufanregend.

Buchweizen ist glutenfrei, daher vertragen ihn auch Menschen, die an Zöliakie leiden, sehr gut. Wer einen sensiblen und empfindlichen Magen hat, kann das Pseudogetreide ebenfalls unbedenklich in seinen Diätplan aufnehmen. Es fügt sich doch ganz wunderbar, dass die Speisekammer der Natur für alle etwas zu bieten hat.

Buchweizen
Fagopyrum esculentum

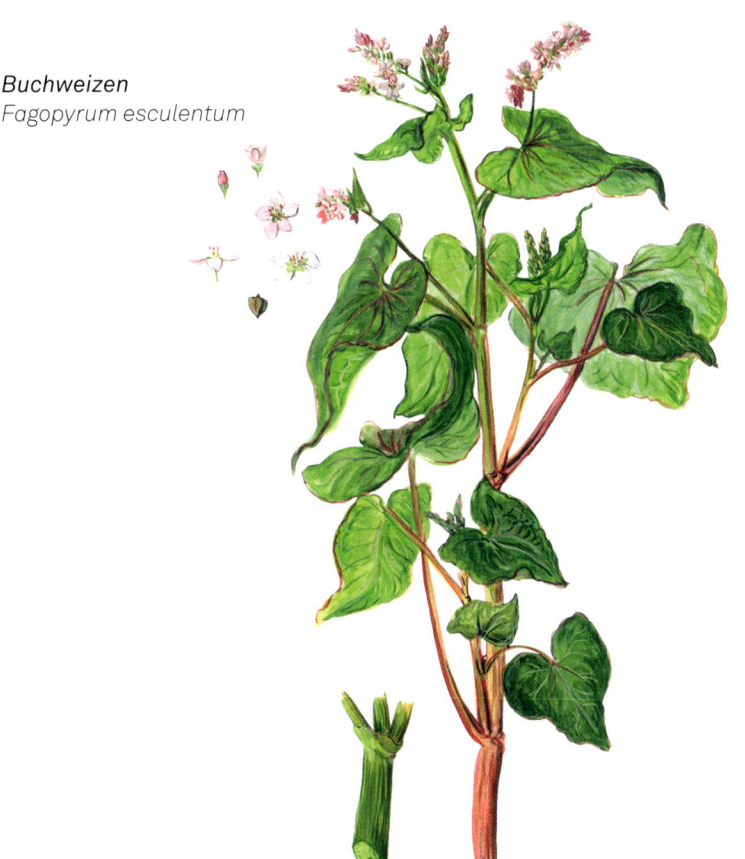

Nervenstärkung mit Buchweizen:

Dieses Rezept ist gleichermaßen für die Nerven wie für die Adern gut. – Für 2 bis 3 Portionen werden 50 bis 60 Gramm grobes Buchweizenmehl oder Buchweizengrieß sowie 1 Prise Salz mit dem Schneebesen in ½ Liter kalte Milch eingerührt. Das Ganze unter Umrühren circa 5 Minuten bei kleiner Hitze köcheln lassen. Danach 10 Minuten zum Durchziehen und Eindicken zur Seite stellen. Je nach Geschmack eventuell 2 bis 3 Esslöffel Bienenhonig einrühren. Der Buchweizenbrei lässt sich mit Rosinen, gehackten Nüssen oder Zimt verfeinern. Hervorragend schmeckt er auch mit frischem Obst, Kompott oder Apfelmus.

15 Eine Auszeichnung pflanzlicher Art
Der Ehrenpreis ist eine heilsame Pflanze

Sportliche Leistungen sind manchmal kaum zu toppen. Und dennoch werden in den verschiedensten Disziplinen immer noch neue Rekorde aufgestellt. Ein »Platz am Stockerl« bietet den Medien in der Folge einiges an Bildmaterial. Und zu Recht darf den Erfolgreichen dann ein hohes Maß an Bewunderung und Respekt gezollt werden. Ohne intensives Training und konsequente Lebensgestaltung wäre ein Rekord undenkbar.

Im Pflanzenreich gelten aber andere Maßstäbe. Innerhalb der Familie der Wegerichgewächse wird eine Art als Echter Ehrenpreis *(Veronica officinalis)* bezeichnet. Hier bilden keine außergewöhnlichen athletischen Leistungen den Hintergrund. Es sind einfach die Kräfte, die unser Schöpfer all seinen Lebewesen gegeben hat, damit sie ihrer Bestimmung (beim Menschen ist das analog dazu die Berufung) gerecht werden.

In der Natur draußen sind die Plätze, auf denen der Ehrenpreis existieren und wachsen kann, eher trocken. Dazu zählen lichte Wälder und auch die selten gewordenen Heidelandschaften. Obwohl dieses Heilkraut in spartanischer Lebensweise gedeiht, hat es die Kraft, durchaus als stärkendes und leicht anregendes Hausmittel zur Verfügung zu stehen. Gerade dann, wenn das Atmen aufgrund einer Erkrankung der Lunge beschwerlicher wird, kann der Ehrenpreis dabei helfen, einen Ausweg aus dieser Situation zu finden.

Ehrenpreis
Veronica officinalis

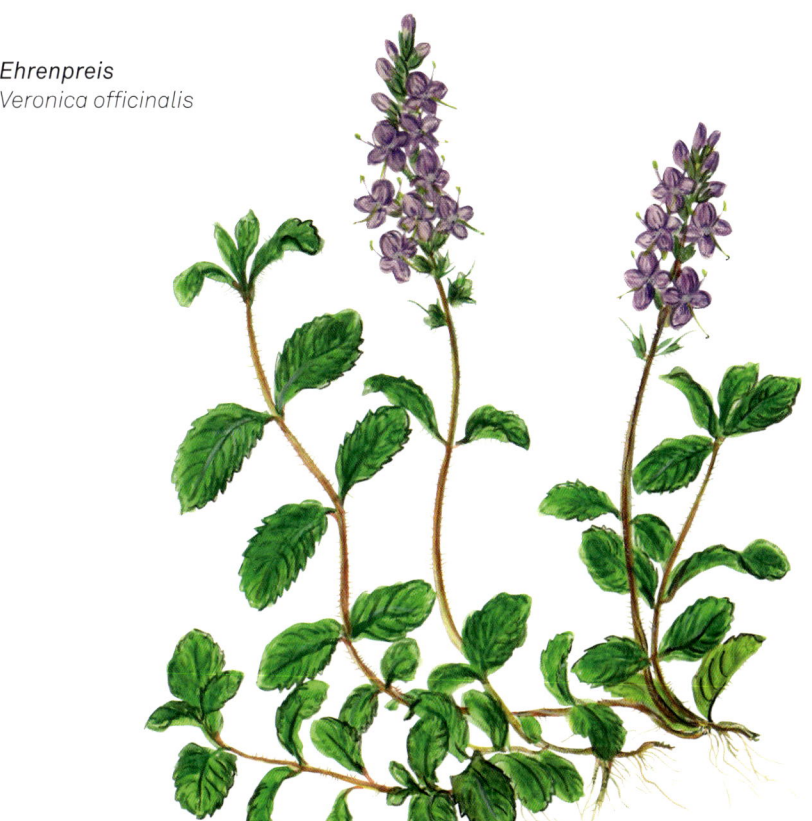

Ehrenpreis-Tee zum Trinken und Gurgeln:

Das getrocknete Kraut des Echten Ehrenpreises kann man heranziehen, um daraus im Heißaufguss-Verfahren einen Tee zuzubereiten (2 Teelöffel zerkleinertes Kraut für ¼ Liter Wasser). Bei hartnäckiger Verschleimung der Lunge aufgrund eines Katarrhs trinken Sie am besten 3-mal täglich eine Schale davon. Der Tee soll sehr warm und vor allem schluckweise eingenommen werden. Bei manchen Leuten treten häufig an verschiedenen Stellen in der Mundhöhle Entzündungen auf, in deren Folge manchmal auch der Hals oder der Rachen zu eitern beginnen. Um nicht gleich mit schweren Medikamenten den »Angriff« auf die Entzündung zu planen, sollte man den Ehrenpreis-Tee zum Gurgeln verwenden.

16 Eine Rose am Stock
Dennoch keine Alterserscheinung

Bringen Sie Farbe in Ihr Leben! Im Alltagstrott sind wir oftmals derart mit Verpflichtungen und Erledigungen zugepflastert, dass unsere Aufmerksamkeit für die Farben der Natur unbemerkt abhanden kommt. Da ziehen höchstens noch die Leuchtreklamen und so manch schrill gefärbtes Auto unsere Blicke auf sich. Unvergleichlich schöner sind hingegen die Farben, die uns die Natur in schier zahllosen Nuancen an den Weg stellt.

In den liebevoll gepflegten Gärten und Blumeninseln entlang der Dorfstraßen erfreuen sich die Stockrosen immer größerer Beliebtheit. Ihr Name leitet aber beim ersten Hinhören ein wenig in die Irre. Denn in Wirklichkeit zählt die Stockrose *(Alcea rosea)* zu den Malvengewächsen *(Malvaceae)*. Die an einem aufrechten Stamm hervorbrechenden Blüten mögen der Grund für ihre landläufige Bezeichnung sein.

In seinen heilenden Eigenschaften erweist sich der schmucke Gartenfreund als hustenreizlindernd und krampflösend. Das liegt vor allem am hohen Schleimstoffgehalt, den die Stockrose auch mit ihren Verwandten der gleichen Pflanzenfamilie teilt. Die Blüten eignen sich unter anderem zur Dekoration verschiedener Desserts und bringen auf diese Weise etwas Farbe in den Alltag. Im Sommer kann man die Blütenblätter vorsichtig abzupfen und im Schatten langsam trocknen, um diese später ebenfalls noch griffbereit zu haben. Oder man setzt sie ähnlich wie Eibischblüten und -blätter in kaltem Wasser an.

Stockrose
Alcea rosea

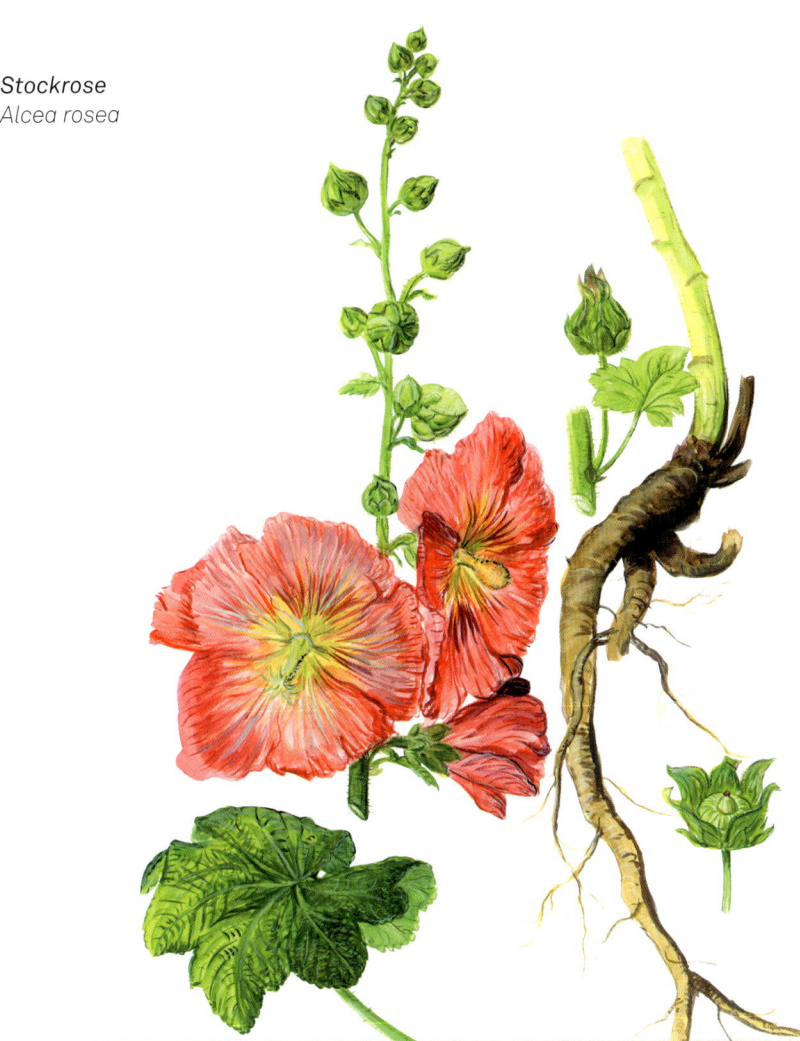

Die Atemwege besänftigen:

Frische Stockrosenblüten werden am Nachmittag im Garten von den Pflanzen geerntet. Nachdem diese fein geschnitten wurden, gibt man die Menge von 2 vollen Teelöffeln in ¼ Liter kaltes Wasser und lässt den Ansatz über Nacht stehen. Am Morgen dann abseihen und ein wenig anwärmen. Dieser Tee wirkt sich stärkend und gleichzeitig besänftigend auf den Atemwegsbereich aus.

17 Frische von innen heraus
Selbst die Schale einer Zitrone nutzen

Ein spritziges Soda-Zitron(e), an heißen Sommertagen der Renner in Schanigärten, an Bars und zwischendurch bei einem Plauscherl in Ehren! Und g'scheit ist es obendrein, so ein Getränk zu sich zu nehmen, da der sonst beinhaltete Alkohol anderer Köstlichkeiten kaum zur Entlastung des Hirns samt dem damit verbundenen Organismus beiträgt. Also, warum nicht das Erfrischende mit dem Gesunden verbinden?

Zitrusfrüchte haben generell das ganze Jahr über Hochkonjunktur. Wer sich in Ländern mit mediterranem oder tropischem Klima aufhält, der weiß, wie wohltuend es ist, wenn man derartige Früchte samt ihren Säften gleich frisch vom Baum weg verwerten und genießen kann.

Auf gar vielfältige Weise können die Wirkstoffe der Zitrone *(Citrus limonum)* zum Einsatz gelangen. Selbst die Haut lässt sich damit reinigen, wenn man zum Beispiel mithilfe von Alkohol ein Hautwasser herstellt. Und schließlich sei auch unsere Verdauung nicht vergessen. Wer ins Wirtshaus einkehrt und am Teller mit dem frisch herausgebackenen Schnitzel eine Zitrone wiederfindet, sollte diese keinesfalls beiseiteschieben, sondern vielmehr über dem panierten Leckerbissen auspressen, damit der Saft der Zitrone im Magen das Verdauen des Schnitzels unterstützen kann.

Wenn auch die Herausforderungen einer langen Hitzeperiode gar heftig sein mögen: Mit der Zitrone haben wir einen hilfreichen Partner zur Seite, der uns gut durch den Sommer kommen lässt.

Zitrone
Citrus limonum

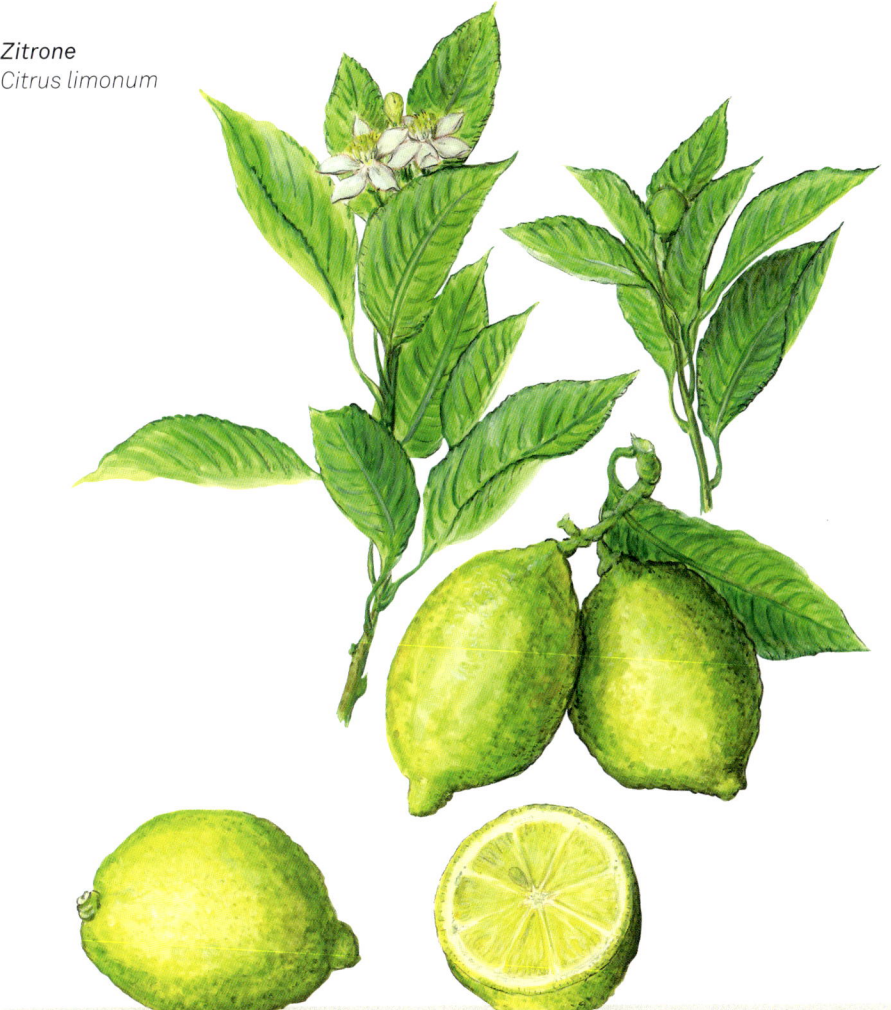

Tee aus Zitronenschalen:

Bei biologisch und natürlich gezogenen Zitronen kann man die Schale von der Frucht trennen, klein schneiden und trocknen. Um einen Haustee aufzugießen, nimmt man davon etwa 1 ½ Teelöffel für ¼ Liter kochendes Wasser. Dann 15 Minuten zugedeckt ziehen lassen und abseihen. Dieser Tee erfrischt von innen heraus und regt die Verdauung an.

18 Erröten ist keine Schande
Immerhin sind es Kirschen

Jedes Jahr freue ich mich von Neuem auf die Saison, da es rundherum in den Gärten auf den Kirschbäumen wieder rot wird. Und es ist einfach herrlich, die reifen Früchte direkt von den Ästen zu pflücken und vor Ort zu ästimieren. Daran hat sich seit den Tagen meiner Kindheit nichts geändert. Gleichzeitig schätze ich auch die Geduld und die Gelenkigkeit derer, die mit schier unermüdlichem Fleiß die Kirschen pflücken und auf die eine oder andere Art verarbeiten.

Die Stammform der Zuchtsorten der Gartenkirsche ist die Vogelkirsche (*Prunus avium*), die ihrerseits schon vor langer Zeit aus ihrer kleinasiatischen Heimat die Reise nach Westeuropa angetreten hat.

Der Genuss von frischen Kirschen wirkt sich sehr positiv auf den Organismus aus. Als leicht verdauliche Kost sind sie arm an Fett, Salz und Eiweiß und können daher bei Erkrankungen des Herzens und der Gefäße, bei Gicht und Nierenleiden empfohlen werden.

Selbst die Stiele der Kirschen sollte man sammeln und trocknen, um aus ihnen bei Erkältungskrankheiten einen schleimlösenden Tee zu kochen oder diesen bei Blutarmut anzuwenden.

Kirsche
Prunus avium

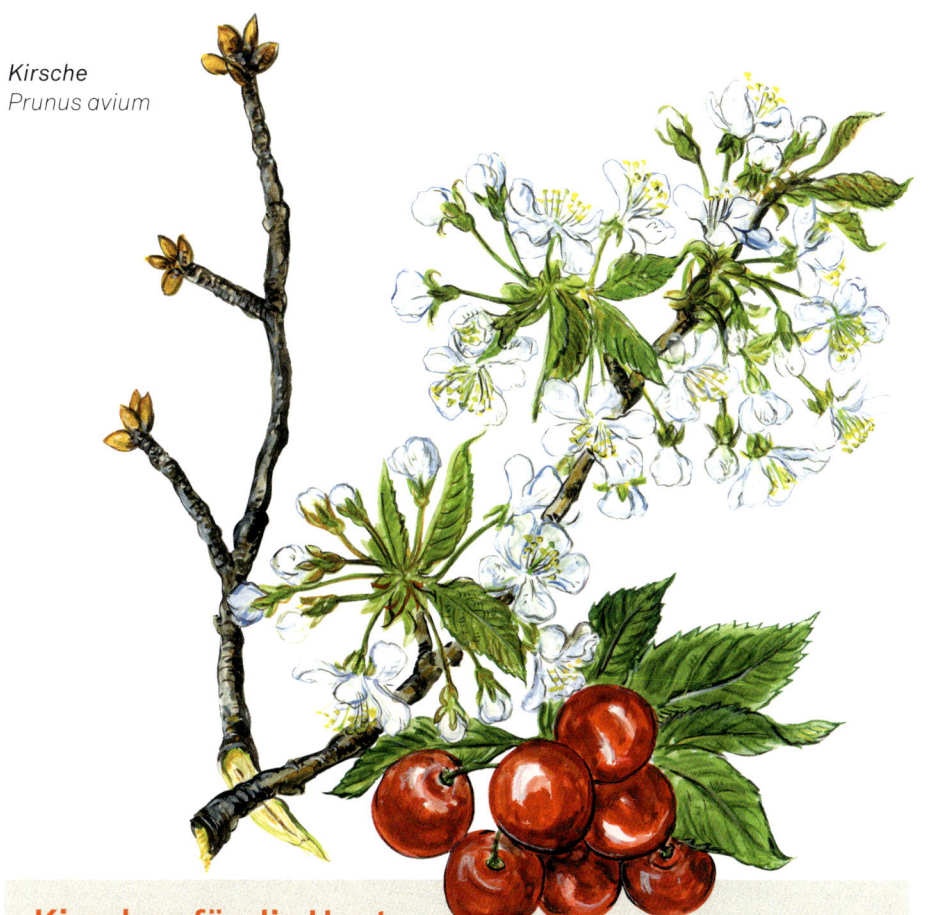

Kirschen für die Haut:

½ Kilogramm Kirschen wird entkernt. Die Kerne wäscht man in 1 Liter kaltem Wasser aus (nicht wegschütten!) und zerstampft 1 Esslöffel voll in einem Mörser. Die restlichen Kerne kann man säubern und für eine Kirschkernkissen-Füllung trocknen. Die zerstampften Kerne gibt man zusammen mit dem gewonnenen Fruchtfleisch 1 Stunde lang in den vorher verwendeten Liter Wasser. Zum Schluss wird alles ausgepresst und die Flüssigkeit ins Badewasser gerührt. Dieses wohltuende Bad eignet sich zum Regenerieren matter und ausgelaugter Haut sowie zur Pflege von fettiger Haut und Mischhaut.

19 Straßen werden repariert

Und wer denkt an die Nervenbahnen?

Von einem Ort zum anderen zu kommen, ist heutzutage ein Kinderspiel. Im städtischen Bereich können die öffentlichen Verkehrsmittel benutzt werden. Wo dies in entlegeneren ländlichen Gebieten aufgrund schlecht entwickelter oder permanent reduzierter Infrastruktur nicht möglich ist, dient meist das kaum ersetzbare Auto als Fortbewegungsmittel für die notwendigen Wegstrecken. Gerade auf Straßen und Autobahnen darf man in der Sommerzeit einige Minuten zur herkömmlichen Fahrdauer dazurechnen, weil es vielerorts Baustellen gibt, die zeitweise für lange Staus sorgen. Schließlich soll im Herbst wieder alles hergerichtet sein.

In unserem Körper übermitteln die aneinandergereihten Nervenzellen die momentan aktuellen Botschaften der Außenwelt, die in der Folge eine dementsprechende Reaktion des Organismus hervorrufen. In einer schnelllebigen Zeit wie der unsrigen strömen auf viele von uns ständig die verschiedensten Reize und Anforderungen ein, wobei so manche Nervenbahn diesem Ansturm kaum gewachsen ist. Was können wir investieren, um diesem nicht idealen Zustand entgegenzuwirken?

Glücklicherweise gibt es im Reich der Pflanzen etliche »Fachkräfte«, welche die Fähigkeit haben, unser Nervensystem zu festigen, damit wir gestärkt den vielberedten Stress aushalten können. In vorderster Reihe steht dabei das Eisenkraut *(Verbena officinalis)*. Man kennt diese Pflanze auch unter den Bezeichnungen »Eisenbart« oder »Taubenkraut«.

Der ganze Sommer ist gleichsam Erntezeit des Eisenkrautes. Dabei achte man darauf, die oberen Stängelteile des Gewächses mitsamt den blühenden Ähren und die unteren Blätter noch vor der Samenbildung abzuschneiden und hernach locker aufgelegt in einem zugigen und gleichzeitig staubfreien Raum zu trocknen.

Eisenkraut
Verbena officinalis

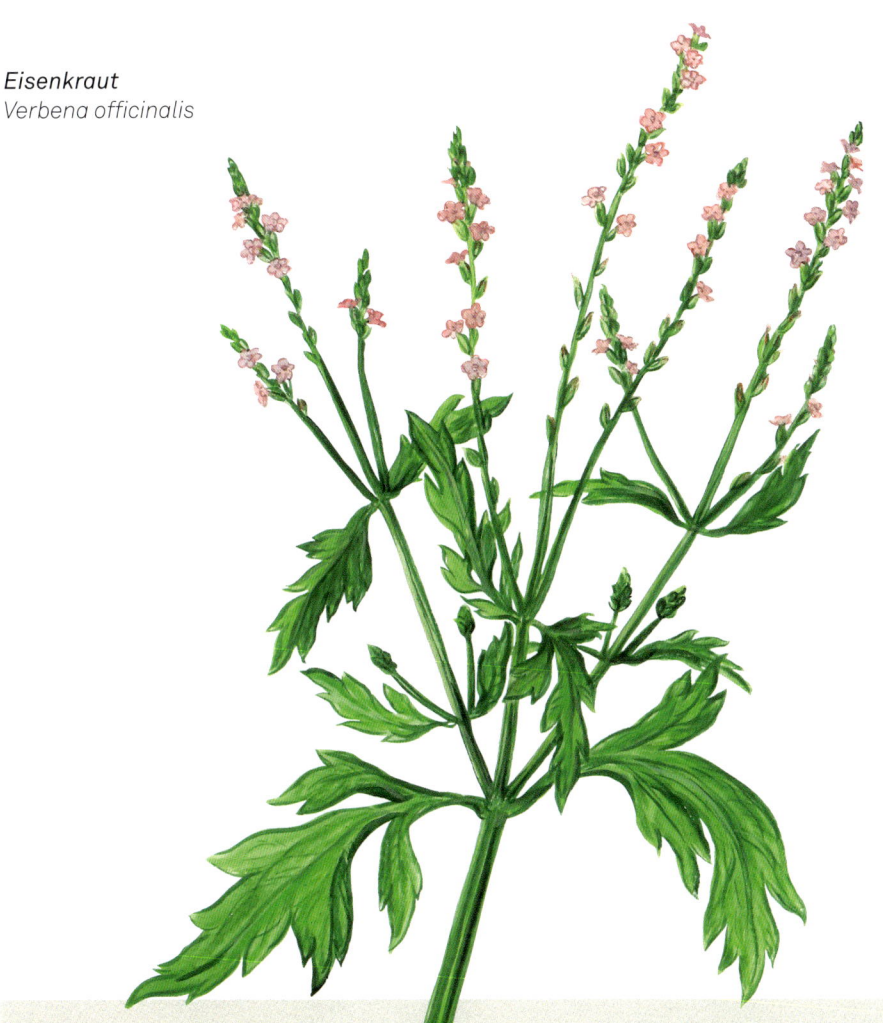

Eisenkraut-Tee:

Von der getrockneten Droge (= pflanzlicher Rohstoff für Heilmittel), die zuerst zerkleinert wird, nimmt man 2 gehäufte Teelöffel voll und übergießt sie mit ¼ Liter kochendem Wasser. 15 Minuten zugedeckt ziehen lassen und dann abseihen. Von diesem Tee kann man täglich 2 bis 3 Schalen zu sich nehmen. Dadurch wird unser Nervenkostüm gefestigt. Überdies erfahren beeinträchtigte Nieren durch das Eisenkraut eine gute Unterstützung.

20 Die Herausforderung des Reifens
Im Rhythmus des Lebens die Kamille nutzen

Die Natur befindet sich in einem stetigen Erneuerungsprozess. Das, was dem Menschen Sorge und Angst bereitet, geschieht in einem viel schnelleren Rhythmus bei den Pflanzen. Sie müssen alle Entwicklungsstadien oft in einem Jahr durchleben. Geboren werden und sterben liegen sehr eng beieinander.
Doch zählen nicht nur die harten Fakten der jeweiligen Lebensgrenzen. An der Echten Kamille (*Matricaria chamomilla*) können wir sehr gut ablesen, dass sie dafür geschaffen wurde, um im Lauf ihres Daseins die Kräfte der Erde und der Sonne derart zu bündeln, dass sie uns Erdenbürgern im Auf und Ab unseres herausfordernden Lebenslaufes mit ihren heilenden und besänftigenden Kräften beistehen kann. Sie beinhaltet ätherische Öle, Cumarin, Pflanzensäuren und überdies auch Schleimstoffe.
Ist von wechselnden Gemütszuständen bei Mann und Frau die Rede, die sich auf den Magen und die Verdauung schlagen können, wissen wir uns bei der Kamille gut aufgehoben. Ihre getrockneten Blüten geben im Heißaufguss ihre Heilkräfte frei und haben eine desodorierende und bakterienverdrängende Wirkung.
Von der Kamille können Physis und Psyche gleichermaßen profitieren. Oft fällt es schwer, sich so anzunehmen, wie der Schöpfer es vorgesehen hat. In der Pubertät stellt sich für beide Geschlechter die Frage, wie man den reifenden Körper akzeptieren und lenken kann. Denn da wird offenkundig, dass unser Leben darauf ausgerichtet ist, es zu verschenken und weiterzugeben. Der Rhythmus des Lebens meldet sich ganz ohne unsere Zustimmung. Gerade in solchen Zeiten braucht man gute Freunde. Die Kamille möchte ich in diesen Anliegen besonders den erwachsen werdenden Frauen ans Herz legen.

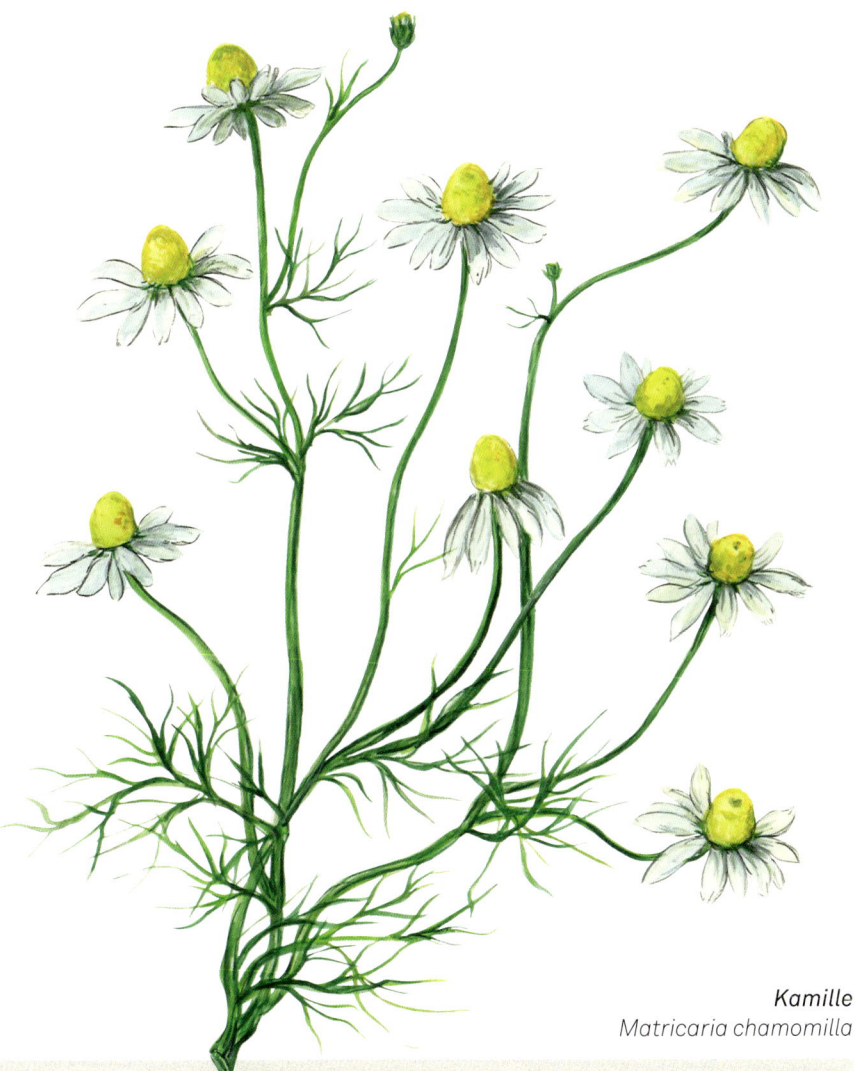

Kamille
Matricaria chamomilla

Kamillenblüten-Tee bei Regelschmerzen:

Am besten sammelt man von der Echten Kamille die Blüten, um diese frisch oder getrocknet für einen Tee zur Verfügung zu haben. Man nimmt 2 Teelöffel voll und übergießt sie mit ¼ Liter kochendem Wasser. 15 Minuten zugedeckt ziehen lassen und dann abseihen. Täglich davon 3 Schalen zwischen den Mahlzeiten trinken.

21 Auf der Wiese Ernte halten
Den Rotklee dabei nicht übersehen

Mit dem Rückgang der Vieh- und Weidewirtschaft in den agrarischen Betrieben finden sich österreichweit in der Folge auf den Feldern immer weniger Futterpflanzen, die als Nahrung für Milchkühe und Mastrinder dienen. Dennoch ist es möglich, auf den eigenen Gartenflächen einige Arten zu kultivieren, um damit verschiedene Flächen durch deren Blühen zu zieren.

Unter diesen Betrachtungsaspekt fällt sicherlich der Rotklee, der schon von alters her für die Naturheilkunde herangezogen wurde. So verwendete man die abgeernteten Blüten des Rotklees *(Trifolium pratense)*, um den Darm bei Verstopfung zu entlasten oder die Funktion der Leber anzukurbeln, was zudem die Blutreinigung begünstigt.

Der Rotklee ist in seinem Erscheinungsbild schön anzusehen und kann ganz leicht ausgesät werden. Die Kleesamen sind sehr lange keimfähig und daher noch nach jahrelanger Lagerung verwendbar. In der Natur hat alles einen Zusammenhang: Vor allem Hummeln sorgen dafür, dass die Blüten bestäubt werden. Gehen die Populationen der kleinen bepelzten Insekten zurück, leidet darunter auch die Fruchtbarkeit des Klees.

Wenn man in der warmen Jahreszeit einen Spaziergang durch die freie Natur unternimmt, sollte man dabei gleichzeitig Ausschau halten nach dem, was man für sich ernten und für spätere Anwendungen einlagern kann. Vielleicht sind diese Zeilen ein Anstoß dazu, auf die Blüten des Rotklees nicht zu vergessen.

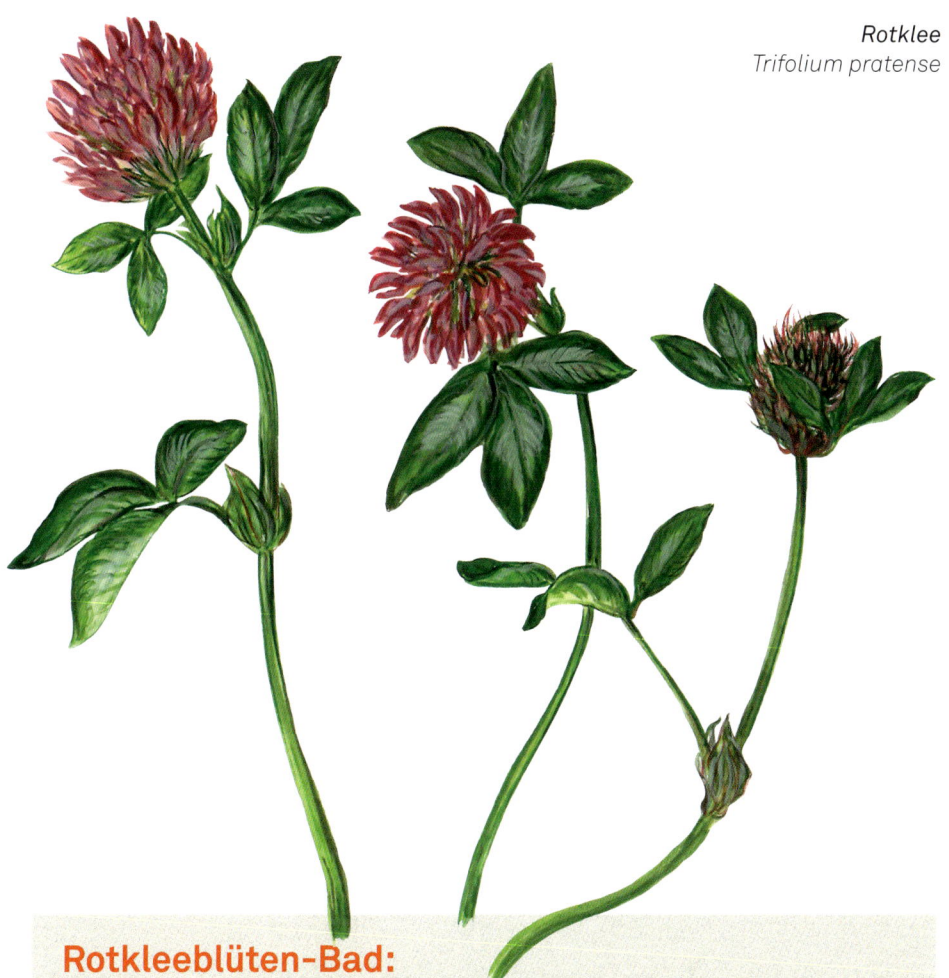

Rotklee
Trifolium pratense

Rotkleeblüten-Bad:

Von Standorten, die mit hundertprozentiger Sicherheit nicht gedüngt wurden, kann man ohne Bedenken die Blütenköpfe des Rot- oder Wiesenklees abpflücken und an einem schattigen Ort trocknen. Vom Ergebnis füllt man circa 150 Gramm in ein Leinensäckchen und hängt dieses beim Füllen der Badewanne so hinein, dass das heiße Wasser darüberläuft. Dann das Säckchen ausdrücken und ungefähr 15 Minuten in der Wanne bleiben. Über die Haut wird somit die Leber entgiftet und das Gemüt beruhigt.

22 Sich seelisch wappnen ...
... und den Körper stärken

Was ist Stärke? Blicken wir auf den Stamm eines altes Baumes, der unter Umständen sogar schon mehrere hundert Jahre am Wachsen war, so könnte uns das als Sinnbild zur Beschreibung jener Tugend dienen. Es gibt aber noch andere Dimensionen, die zählen. Stark sein kann auch jemand, der sich durch nichts und niemanden aus der Ruhe bringen lässt. Zudem erscheint mir ein Mensch bewundernswert, der aufgrund einer begnadeten Sensibilität mehr als seine Zeitgenossen in spürbare Spannungen hineingerät und diese gleichzeitig erträgt.

Fein verästelt und förmlich mit zartgelben Blütenwölkchen bekrönt wächst das Gelbe Labkraut auf Wiesen und sucht sich zwischen den hochgeschossenen Grashalmen einen Weg zum Licht. Blicken wir genauer auf dieses Rötegewächs, finden wir nichts Grobes oder Klobiges an ihm. In feingewobener Zartheit steht es da; seine Blätter muten fast wie Nadeln an, ohne aber zu stechen. Wer also vor dem Labkraut betrachtend verweilt, wird automatisch dazu animiert, sich nach innen zu wenden, wo Leib und Seele eine Einheit bilden. Ein gutes Zusammenspiel von Physis und Psyche hat eine Harmonie zur Folge, die einen zur Ruhe kommen und gefestigt bleiben lässt, selbst im Falle, dass äußere Einflüsse dies unmöglich erscheinen lassen.

Mit seinen Inhaltsstoffen wirkt das Gelbe Labkraut, das auch unter dem Namen Echtes Labkraut (*Galium verum*) bekannt ist, auf die Verdauung und die Nieren. Genießt man hin und wieder einen aus Labkraut aufgebrühten Tee, fördert man die Tätigkeit des gesamten Lymphdrüsensystems und stärkt auf eine milde und gleichzeitig effektive Weise die Pfortadern.

Echtes Labkraut
Galium verum

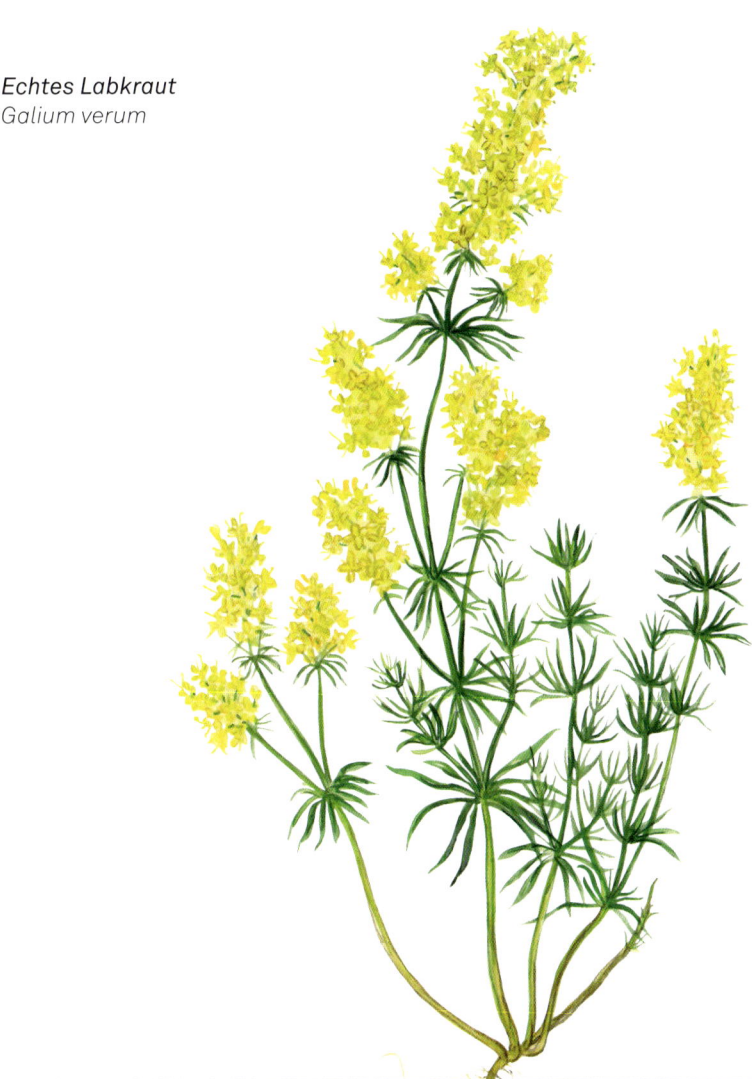

Gesunde Erfrischung:

1 Teelöffel voll abgezupfter Labkrautblüten, frisch oder getrocknet, wird durch Umrühren in ein Glas Sauermilch hineingemischt. Anschließend zugedeckt 15 Minuten ziehen lassen, bevor man es trinkt. Der gute Geschmack verbindet sich dabei mit einer sinnvollen Unterstützung unseres Wohlbefindens.

23 Eine gute Atmosphäre herstellen
Mit der Goldmelisse das Herz öffnen

Der heilige Augustinus (354–430) wird in der Ikonographie oft mit einem brennenden Herzen dargestellt. Meist hält er dieses sogar selbst in der Hand. Symbolhaft kommt dadurch die intensive Sehnsucht des Bischofs von Hippo Regius zum Ausdruck, die er zeit seines Lebens nach Gott verspürte. Zudem wurde uns Heutigen all das, was sich im Herzen dieses Kirchenvaters abgespielt hat, durch seine schriftlich erhaltenen *Bekenntnisse* überliefert und zugänglich gemacht. Das kann die eine oder den anderen vielleicht ebenso dazu motivieren, sprichwörtlich sein eigenes Herz in die Hand zu nehmen und zu öffnen.
Hermann-Josef Weidinger formulierte es einmal meiner Meinung nach ganz treffend, als er schrieb: »Das Leben des Lebens ist und bleibt die Liebe. Lieben ist ein Ver-Schenken. Ein Her-Geben. Ein Glücklich-Sein durch Geben-Dürfen. Kurz gefasst: Dienst am anderen. Es tut auch dem Physischen, dem Leiblichen, gut, erhebt und adelt es.«
Und welche Pflanze steht mir zur Seite, um mein Herz liebevoll anzusehen und zu pflegen? Es ist die Goldmelisse (*Monarda didyma*), die oft aufgrund ihrer Herkunft Indianernessel genannt wird. Die Blüten dieses Heilkrauts lassen sich bei voller Entfaltung trocknen und zur Gewinnung eines wohlschmeckenden Tees verwenden, der mit seiner goldgelben Farbe als Erstes gleich unser Auge erfreut.
Hat jemand die Goldmelisse im Garten gepflanzt, wird sie ebenfalls von den Bienen aus der Nachbarschaft geschätzt und umschwärmt.

Goldmelisse
Monarda didyma

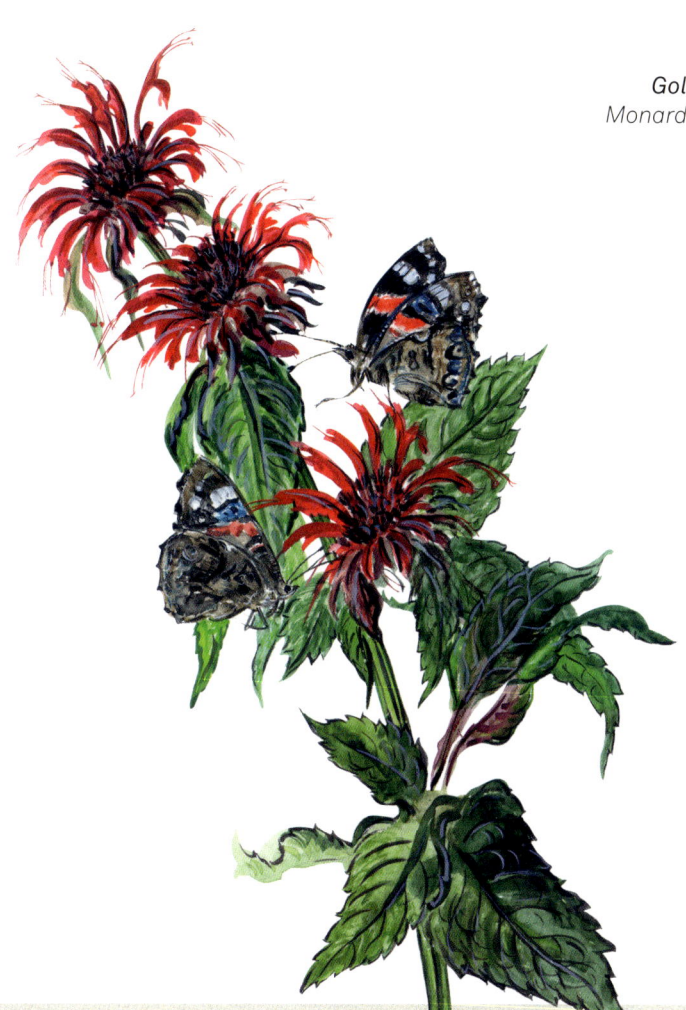

Monarden-Wein selbst gemacht:

Frische Blütenblätter der Goldmelisse (= Monarde) in einer Menge von 45 Gramm werden mit 1 Liter Rotwein übergossen und das gut verschlossene Glasgefäß 8 Tage in die Sonne gestellt. Danach abseihen und lichtgeschützt im Kühlen lagern. Ab und zu ein Stamperl davon getrunken, fördert unsere Herzenswärme und unterstützt eine eventuell verborgen scheinende Güte im Inneren des Genießers.

24 Nicht nur schön anzuschauen
Die Eberraute ist durchaus wirkkräftig

Zu viel Fleischkonsum gilt als ungesund. Das mag zwar unser Intellekt ansatzweise akzeptieren, doch unser Appetit spricht meistens eine andere Sprache. Obgleich immer mehr Bewohner unserer Heimat ihre Ernährung bereits bewusst gestalten, wird trotzdem der Schweinsbraten, das Schnitzerl oder ein Grillhendl häufig oben auf der Hitliste unzähliger Gaumen stehen.

Wer schon vom Fleisch kaum Abstand nehmen kann, der achte zumindest auf das gute Würzen der einzelnen Gerichte. Früher war zum Beispiel die Eberraute (*Artemisia abrotanum*) weit häufiger in Verwendung, als es galt, fettes Fleisch mit einem Kraut geschmacklich aufzubessern. Heute kommt dieses Beifußkraut wieder vermehrt zum Einsatz.

Die ursprüngliche Heimat des zur Familie der Korbblütler zählenden Gewächses liegt in Zentralasien. Bei uns wird es gerne in den Gärten gepflanzt, wobei es kaum Samen ausbildet, sondern durch Wurzelstockteilung vermehrt werden kann. Im Herbst ist die richtige Zeit dafür.

Für das Auge stellt es eine Freude dar, auf die feinfiedrigen und grazil ausgebildeten Blätter und Triebe zu blicken. So kann man die Eberraute natürlich auch zur Zierde in ein Beet setzen. Ab und zu ein Blatt abgezupft, zerrieben und daran gerochen, erfreut natürlich den Geruchssinn bei Aufenthalten im Garten.

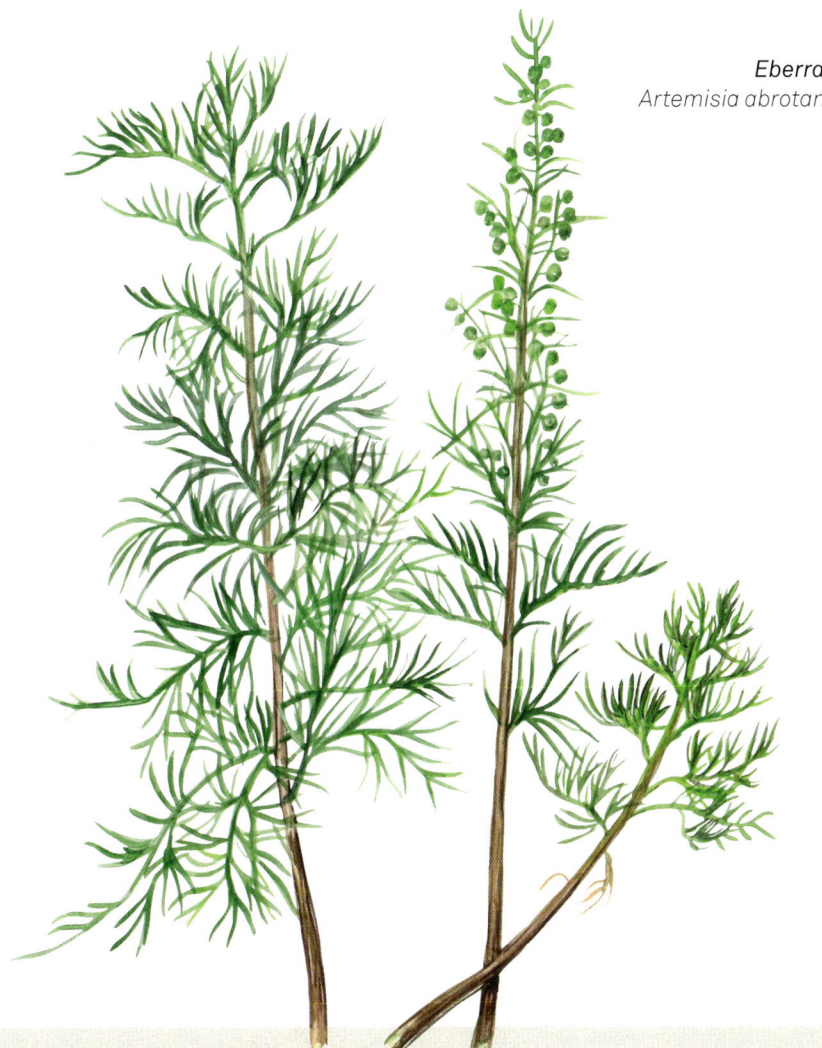

Eberraute
Artemisia abrotanum

Krafttonikum Eberrauten-Wasser:

In 1 Liter gutem Leitungswasser wird bei Zimmertemperatur am Abend 1 Esslöffel voll zerkleinertes Eberrauten-Kraut angesetzt. Ab dem nächsten Morgen kann man den fertigen, abgeseihten Trunk über den Tag verteilt zu sich nehmen. Das stärkt die körpereigenen Abwehrkräfte und lindert Verdauungsbeschwerden. Dieses Getränk hilft ebenso bei Blähungen und Durchfall.

25 Diskussion um Pestizide
Umdenken in der Praxis

Als Kleiner hat man es leicht, auf die Großen zu schimpfen. Aus der Anonymität einer selbst geschmiedeten Gerechtigkeit lässt es sich ungeniert auf andere feuern. Auch mir ist vieles zuwider, was in unserer heutigen Kultur mit Pflanzen und Tieren passiert. Wenn die Bienen durch die jahrelange Verwendung schädlingsbekämpfender Pestizide Schaden davontragen, kassieren sie die Rechnung für das Fehlverhalten und die Unwissenheit vieler.

Damit im Umgang mit der uns anvertrauten Natur etwas zum Positiven gewendet werden kann, braucht es das persönliche Umdenken und Handeln. Die Behauptung »Das wird ja nicht so schlimm sein!« öffnet der Verwendung schädlicher Substanzen im eigenen Garten Tür und Tor. Seien wir ehrlich: Da machen wir alle zu einem hohen Prozentsatz mit. Daher möchte ich daran erinnern, dass die Pflanzen selbst die Kraft haben, ihren Artgenossen zu helfen. Man muss nur Bescheid darüber wissen.

Ein Dauerthema für den Hobbygärtner ist der lästige und unschöne Mehltau. Mit ein wenig Geduld lässt sich das Zinnkraut (*Equisetum arvense*) – besser bekannt als Acker-Schachtelhalm – so ansetzen, dass damit ein Spritzmittel hergestellt werden kann, das keine künstliche Chemie benötigt. So leicht kann es gehen, Schädlingsbekämpfung und Rücksicht auf die Natur unter einen Hut zu bringen!

Aufgrund seines Reichtums an Kieselsäure stärkt das Zinnkraut ebenso unsere äußere Hülle – Haut, Haare und Nägel. Dafür setzt man 4 Esslöffel getrocknetes und zerkleinertes Kraut in 1 Liter kaltem Wasser 3 Stunden lang an, kocht es kurz auf, lässt es noch 5 Minuten ziehen, seiht ab und füllt den Tee in eine Thermosflasche. Man kann diesen Zinnkraut-Tee sowohl tagsüber trinken als auch die Haut damit abwaschen.

Zinnkraut
Equisetum arvense

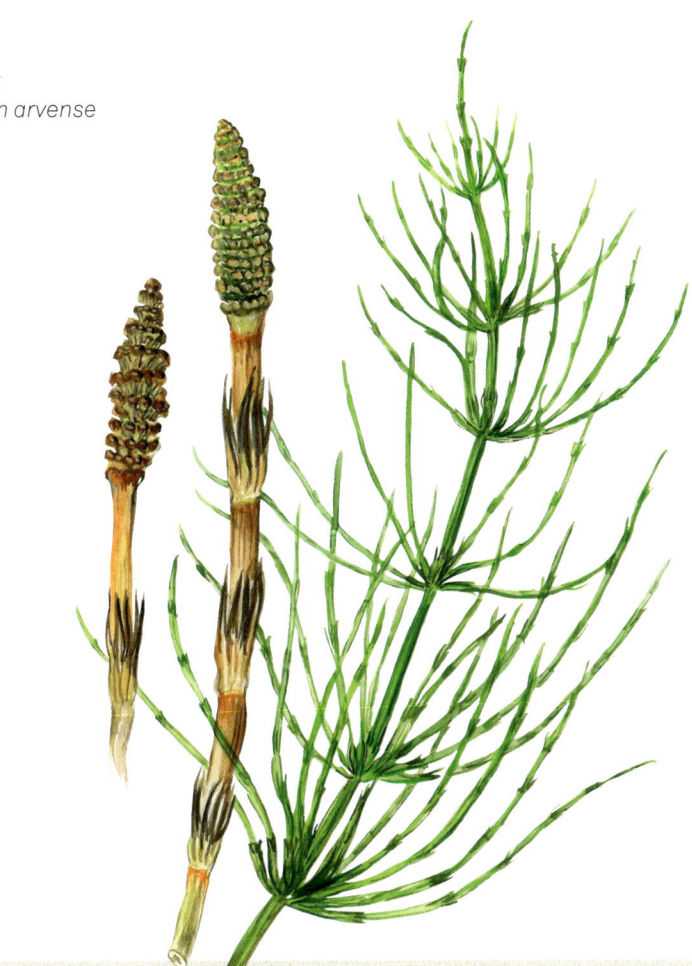

Bio-Spritzmittel gegen Mehltau:

Man nehme 70 Gramm getrocknetes und zerkleinertes Zinnkraut und setze dieses in 2 Liter kaltem Wasser 3 Stunden lang an. Danach den Ansatz noch 30 Minuten leicht köcheln lassen. Zum Schluss wird alles abgeseiht, gefiltert und nach dem Auskühlen verwendet. Am besten besprüht man die befallenen Blumen oder das Gemüse an sonnigen Tagen damit. Den Vorgang öfter wiederholen. Die im Schachtelhalm enthaltene Kieselsäure tut dann ihre Wirkung.

26 Eine Unsitte anwenden
Natürlichen Kaugummi kauen

Viele Faktoren bestimmen unseren Alltag von außen her. Wer heute Erfolg haben will, der muss vor allem flexibel, dynamisch, gut ausgebildet und attraktiv sein. So kann man auch in schlechteren Zeiten überleben, wenn ein Betrieb nach dem anderen schließt und Arbeitsplätze massenweise abgebaut werden. Die nächstbeste Gelegenheit wird wohl oder übel wieder ergriffen, um einen Job zu bekommen. Eine Garantie auf Dauer gibt es aber dann genauso wenig.

Was haben solche Lebensumstände zur Folge? Es macht sich eine neue Zivilisationskrankheit mit Namen »Entwurzelung« breit. Wer einmal sein Fundament aufgegeben oder nie eines besessen hat, verfällt entweder in eine psychische Trägheit oder in eine Hyperaktivität, die ein Nachdenken gar nicht mehr zulässt.

Vielleicht sind wir Erdenbürger mit den Pflanzen näher verwandt, als wir meinen. Denn so, wie ein Gewächs ohne Wurzel keine Frucht bringen kann, hinterlässt auch der rein oberflächlich lebende Mensch kaum eine Spur, die es gilt, später einmal zu beschreiten.

In unserem Kräutergarten vor dem Stift Geras wächst in einem Beet der Alant (*Inula helenium*). Er wird mehr als mannshoch und streckt seine sonnengleichen Blüten gen Himmel. An einer Alantpflanze kann ich mich aufrichten. Ich darf in deren Nähe meine Selbstachtung stärken und meinen Blick auf die von innen her bestimmte Existenz meiner Tage lenken. Denn alles Äußere hat einmal ein Ende. Das, was über den Tod hinausführt, ist meine unsterbliche Seele, die auf Gott hin zustrebt. Der Alant treibt seine kräftige Wurzel tief in die Erde. Sie kann mir vielleicht helfen, in einer von Schnelllebigkeit verzerrten Sicht der Dinge den Glauben erneut zu entdecken, der mich in Wahrheit leben lässt.

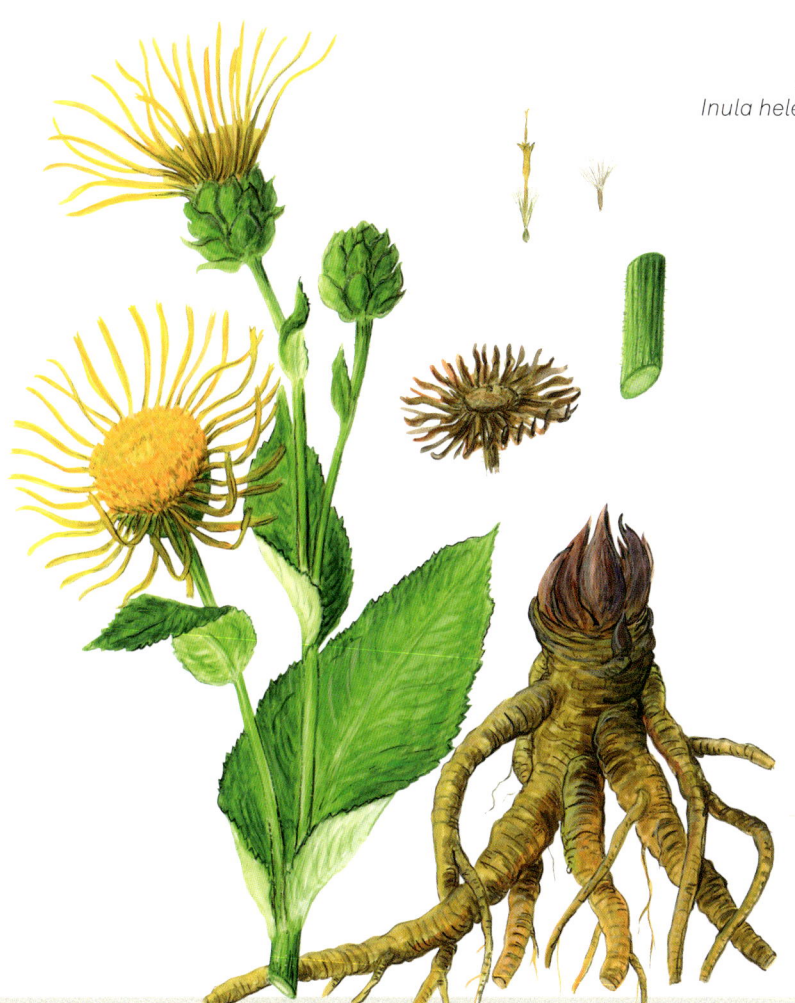

Alant
Inula helenium

Alantwurzel kauen:

Ich mag weder Kaugummi noch Leute, die, an eine Kuh erinnernd, mit ständigen Kieferbewegungen sogar an heiligen Orten herumlaufen. Menschen jedoch, die unter Magenbeschwerden oder einer schlechten Verdauung leiden, können vor dem Essen ein kleines Stück von der getrockneten Alantwurzel kauen, um es abschließend wieder auszuspucken. Gegen diesen pflanzlichen Kaugummi ist nichts einzuwenden.

27 Eine Pflanze mit Kulturgeschichte

Der Waldmeister blüht, wenn der Kuckuck ruft

Die Pflanzenfamilie der Rötegewächse umfasst viele Gattungen und Arten. Der Wohlriechende Waldmeister (*Asperula odorata*) ist ein sehr bekannter und sympathischer Vertreter dieser Gewächse. In Europa heimisch und weit verbreitet, siedelt er sich gerne in Buchenwäldern an.

Um den kleinen, unscheinbaren Gesellen vor der Blütezeit zu entdecken, muss man schon genauer hinschauen. Auf zarten, 4-kantigen Stängeln stehen stiellose dunkelgrüne Blätter in 6- bis 8-teiligen Quirlen. Die Pflanze wird nur 10 bis 30 Zentimeter hoch. Von Mai bis Juni erscheinen dann die schneeweißen, glockigen und sternförmigen Blüten in endständigen, lockeren Trugdolden. In Pflanzenkolonien bilden sie oft ganze Blumenteppiche.

Im Altertum dürfte der Waldmeister als Heilpflanze kaum eine Bedeutung gehabt haben, da uns Berichte darüber fehlen. Eine Erzählung aus dem Leben des polnischen Königs Stanislaus überliefert uns jedoch, der König habe jeden Tag eine Tasse Waldmeister-Tee getrunken und erfreute sich deswegen bester Gesundheit.

In Weingegenden ist wiederum bereits seit langem bekannt, dass man mithilfe dieses Heilkrautes einen Maientrank ansetzen kann. Aus dem Jahr 854 gibt es eine Nachricht, worin der Mönch Wandalbertus aus der Abtei Prüm in der Eifel die Herstellung von Waldmeister-Wein beschreibt.

Der Wohlriechende Waldmeister duftet erst beim Welken seinem Namen entsprechend. Das liegt vor allem am Cumaringehalt, der sich beim Trocknungsvorgang entwickelt. Dieses Kraut entfaltet Ende Mai – wenn auch der Kuckuck aus seinem Winterquartier zurückgekehrt ist und wieder seinen Ruf ertönen lässt – die größte Heilwirkung.

Waldmeister
Asperula odorata

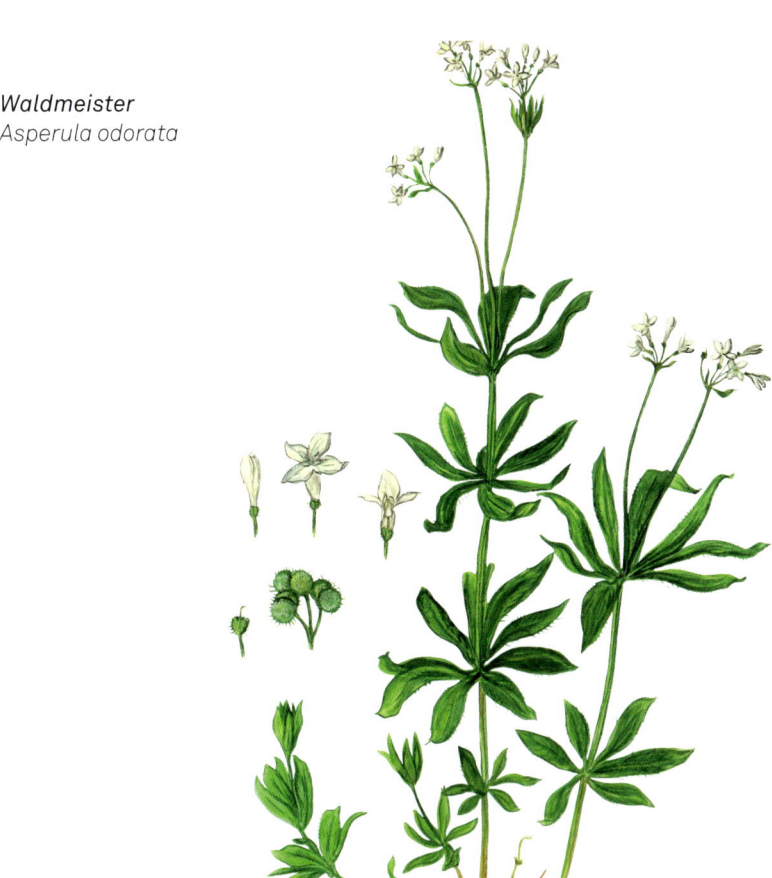

Waldmeister-Tee beseitigt Schlaflosigkeit:

Die Pflanzen werden ohne Wurzeln kurz vor der Blüte geschnitten. Das Kraut im Schatten in dünnen Schichten zum Trocknen auflegen, dabei häufig wenden und zuletzt gut verschlossen aufbewahren. Zur Herstellung des Tees nimmt man nun 2 Teelöffel der zerkleinerten Droge und übergießt sie mit ¼ Liter kochendem Wasser. 15 Minuten zugedeckt ziehen lassen, hernach abseihen. Pro Tag soll man nicht mehr als 2 Schalen davon trinken. Dieser Tee kann sich auch positiv auf eine unregelmäßige Herztätigkeit auswirken.

28 Die Himbeeren pflücken
Dabei die ganze Pflanze schätzen

Haben Sie schon einmal den Ausdruck »Früchtetraum« gehört? Verschiedenste Rezepte für Süßspeisen oder Eisbecher führen zu einem Ergebnis, das dann wahrlich diesen Namen verdient. Gottlob muss man die Zutaten dafür ab dem Frühsommer bis zum Spätherbst nicht mehr aus den Gefriertruhen, aus Glashäusern oder südlichen Ländern beziehen. Es genügt ein wenig Zeit, um die frischen Beeren aus dem eigenen Garten oder dem nahen Wald zu holen und mit ein paar Handgriffen zuzubereiten. Ein Kompliment an die Gastgeberin oder den Gastgeber samt deren Küche ist dann so gut wie sicher.

Ab Juni setzt die Himbeersaison voll ein. Je nach gezüchteter Art können diese schmackhaften Früchte fast den ganzen Sommer über geerntet und verarbeitet werden.

In der Volksheilkunde greift man überdies seit vielen Generationen auf die grünen Pflanzenteile der Beerenstauden zurück. Von der Waldhimbeere (*Rubus idaeus*) sollten Sie in den Monaten Juni und Juli die Sprossen und die zarten Blätter abzupfen und trocknen. Wie bei den Blättern der Schwarzen Johannisbeere lässt sich auch aus Himbeerblättern ein Tee zubereiten, der vielfältige Anwendungsmöglichkeiten bietet. In erster Linie ist dieser Absud bei Magen- und Darmbeschwerden hilfreich. Hat jemand vorübergehend Durchfall oder unangenehmes Bauchgrimmen, geht er nicht fehl, wenn er auf den Himbeerblätter-Tee zurückgreift und ihn als Tagesgetränk zu sich nimmt.

Oft übersehen viele von uns gar heilvolle Gewächse, denen man nur die eine oder andere geringfügige Wirkung zutraut. Aber geschieht das nicht auch bei der Einschätzung anderer Menschen, die zu allererst mit der Brille unserer Vorurteile betrachtet werden?

Himbeere
Rubus idaeus

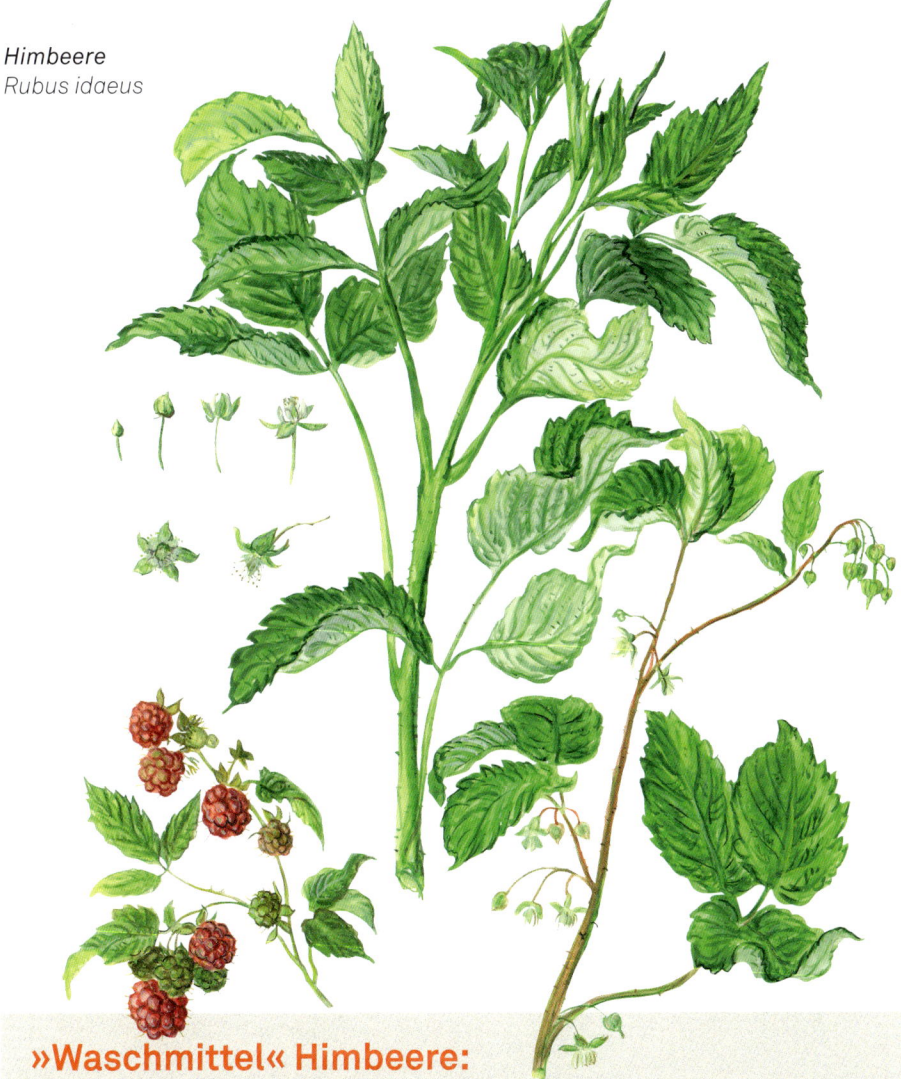

»Waschmittel« Himbeere:

Frische oder getrocknete Himbeerblätter können im Heißaufguss so aufbereitet werden, dass der gewonnene Tee auch für Waschungen der Haut horangezogen werden kann. Diese Anwendung ist vor allem dann sinnvoll, wenn jemand unter Flechten, Hautunreinheiten oder Geschwüren verschiedenster Art leidet. In diesen Fällen lege man sich zusätzlich Umschläge mit Himbeerblätter-Tee auf.

29 Schöne Augen machen
Sich ums Sehorgan kümmern

Bilder, Bilder und noch einmal Bilder. Tagtäglich werden wir mit ihnen gefüttert, ob wir wollen oder nicht. Solange unsere Sehfähigkeit ungetrübt ist, fällt uns selten auf, welche Mengen an Körper und Geist Zuträglichem bzw. Belastendem durch die Tür der Augen in unser Inneres gelangen. Und es hat kaum erst die kommerzielle Werbung entdeckt, dass der Mensch durch bestimmte Szenen oder Farben beeinflussbar ist.

In der belebten Natur haben sich die Lebewesen Signale angeeignet, die anziehend oder abschreckend wirken. Als Beispiel möchte ich hier die Balz der Vögel erwähnen, wo das Männchen durch ein prächtiges Federkleid auf sich aufmerksam macht. Oder denken wir an die Vielzahl der Blumen, die nicht nur ihren Duft verbreiten, sondern zuerst durch ihre Farbgebung die Blicke der Menschen und Insekten in ihre Richtung lenken. Bemerkenswert ist auch das Phänomen, dass sich da und dort Insekten und Pflanzen ein gefährlich scheinendes Äußeres zulegen, um gegenüber möglichen Fressfeinden einen entsprechenden Respektabstand zu erwirken.

Aber kehren wir zu uns Ebenbildern Gottes zurück. Wir sind für die psychische Hygiene an der physischen Haustür unseres Auges selbst verantwortlich! Solange wir uns guter Gesundheit erfreuen, können wir unsere Augen lenken oder diese ganz leicht auch verschließen. Auf ein Heilkraut sollten wir unseren Blick besonders richten: auf den Wermut (*Artemisia absinthium*), einen mehrjährigen Korbblütler, der verwildert auf sonnigen, trockenen Wiesen, an Mauern und Ödplätzen zu finden ist. Man kann ihn auch im Garten ziehen. Er riecht stark aromatisch und hat einen sehr bitteren Geschmack. Kräuter mit einem hohen Maß an Bitterstoffen sind nicht nur für den Magen gut, sondern helfen ebenso der Haut.

Wermut
Artemisia absinthium

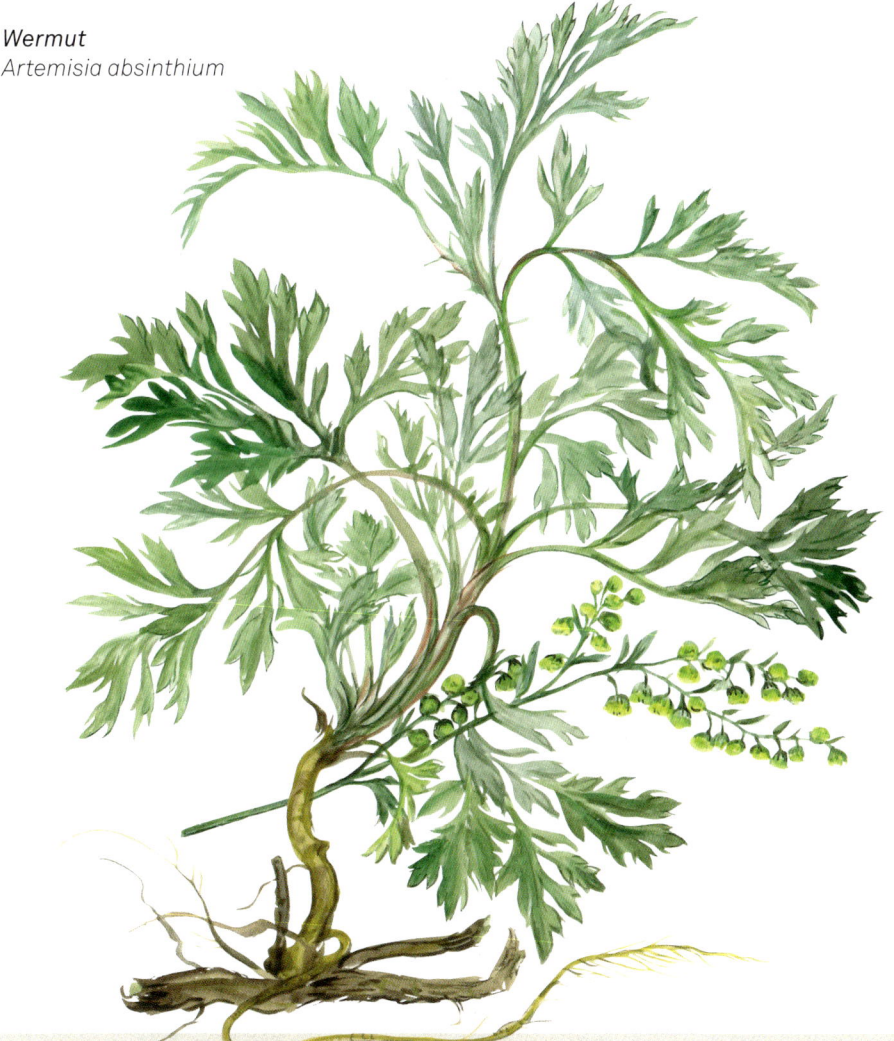

Warmer Wermut-Tee fürs Auge:

Die Drüsen, die für die Regulierung des Feuchtigkeits- bzw. Talghaushaltes rund ums Auge verantwortlich sind, tragen manchmal zu unangenehmen krustigen Ablagerungen an den Augenlidern bei. In diesem Falle reinigt man die Augenwinkel mit warmem Tee aus getrocknetem Wermutkraut.

30 Der Hitze gewachsen
Lavendelblüten beruhigen die Nerven

Der Sommer hat viele Farben. Doch eine möchte ich nicht missen: Es sind die herrlich anmutigen Blüten in einer reizvollen Mischung zwischen Blau und Violett, die zu Tausenden auf den Lavendelstöcken sitzen und mit ihrem Duft Mensch und Bienen anlocken.

Ursprünglich stammt der Echte Lavendel (*Lavandula angustifolia*) aus dem westlichen Mittelmeergebiet. Da ihn die heilige Hildegard von Bingen als Heilpflanze beschreibt, können wir davon ausgehen, dass dieser Lippenblütler bereits im Mittelalter auch nördlich der Alpen bekannt war. Das intensive Aroma, das der Lavendelpflanze eigen ist, prädestiniert dieses Kraut zur Herstellung eines ätherischen Öles bzw. zur Erzeugung eines Auszuges mithilfe anderer Pflanzenöle.

Die Lavendeltriebe sind aber mitsamt ihren Blüten ebenso kulinarisch einsetzbar. Gerade in Zeiten heißerer Temperaturen bilden die blauen Grüße aus dem Garten einen netten Akzent auf vielen Arten von Speisen.

An dieser Stelle sei darauf verwiesen, dass Rosen die Gesellschaft der Lavendelstöcke in ihrer Nähe besonders schätzen. Wie bei uns Menschen gibt es im Pflanzenreich gleichfalls so etwas wie Sympathie.

Wenn ich durch meinen Kräutergarten gehe und eine Brise des angenehmen Duftes der Lavendelblüten einatme, fühle ich mich automatisch wohl und werde vielleicht schon dadurch meinen Mitmenschen sympathischer.

Lavendel
Lavandula angustifolia

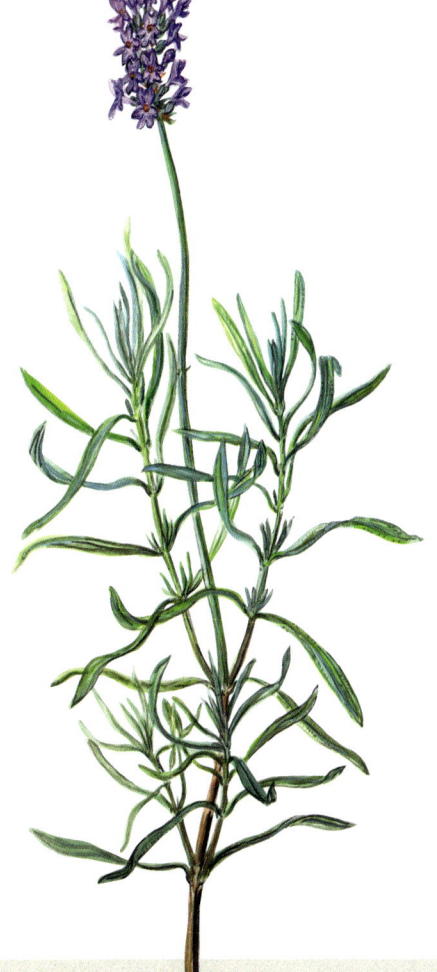

Lavendel-Tee hebt das Gemüt:

Von getrockneten Lavendelblüten nimmt man 2 Teelöffel voll und übergießt die Droge mit ¼ Liter kochendem Wasser. Danach 15 Minuten lang zugedeckt stehen lassen und abschließend abseihen. Mit ein wenig Honig süßen und mit ein paar Tropfen Zitronensaft auffrischen, davon täglich 2 Schalen schluckweise trinken. Diese Anwendung ist zugleich angenehm für das Herz und die Nerven.

31 Die heimische Konkurrenz des Pfeffers
Unsere Bienen fliegen auf Bohnenkraut

Schon lange schätzen die Menschen den heilenden Wert des Bohnenkrautes, das früher in der europäischen Küche anstelle des teuren Pfeffers zum Einsatz kam. Wie viele unserer Heilgewächse hat auch dieser Lippenblütler seine ursprüngliche Heimat rund um das Mittelmeer. In unseren Gärten finden wir zwei Arten in Kultur: das einjährige Garten- oder Sommerbohnenkraut *(Satureja hortensis)* und die ausdauernde Pflanze des Berg- oder Winterbohnenkrautes *(Satureja montana)*.

Die gesundheitsfördernden Eigenschaften teilen sich beide in redlicher Weise. So ist das Bohnenkraut in erster Linie krampfstillend, es begünstigt weiters die Verdauung und lindert nervöse Zustände von Magen und Darm. Nebenbei besitzt es noch eine leicht keimtötende und schweißtreibende Wirkung.

Da die Verwendung des Bohnenkrautes den Gesamtorganismus auf Vordermann bringt, sah man schon im Altertum dieses Heilgewächs als Aphrodisiakum an. Nun, dieser Ruf ist im ganzen Mittelalter nicht verstummt, so dass es in der Folge vor allem in französischen Klöstern verboten war, das Bohnenkraut in den Kräutergärten anzupflanzen.

Ich denke, es ist nicht anrüchig, den Bienen eine Stärkung auf ihren anstrengenden Flügen mitzugeben. Hierin erweist sich die blühende Pflanze als wertvolle Nahrungsquelle unserer Honiglieferanten. Den Imkern kann man nur wärmstens ans Herz legen, den Immen im Frühjahr Bohnenkraut-Tee als Tränke anzubieten, um die fleißigen Insekten während ihres Reinigungsfluges zu kräftigen und zu entkeimen.

Bohnenkraut
Satureja

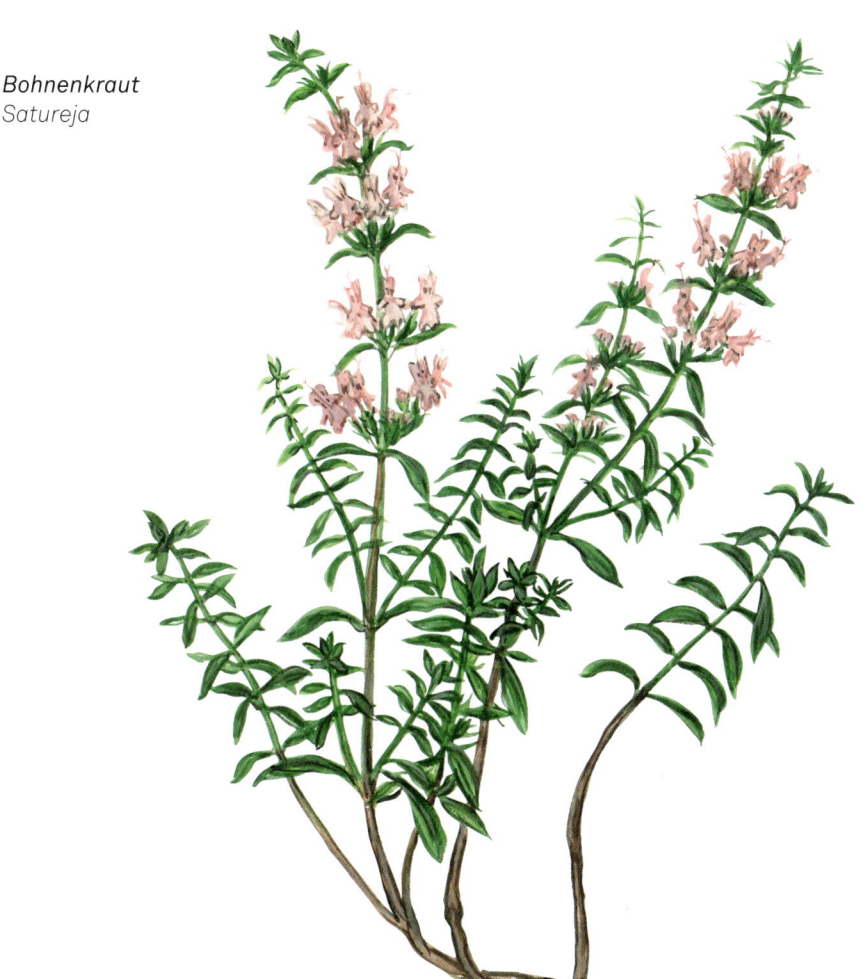

Körper und Geist in gleicher Weise erfrischen:

Unser Leib und unser Geist müssen immer wieder rege bleiben, damit wir uns den alltäglichen Herausforderungen stellen können. Eine wertvolle Hilfe kann folgende Teemischung sein: 3 Teile Bohnenkraut, 2 Teile Pfefferminze und 1 Teil Anis. Die Zubereitung erfolgt im herkömmlichen Heißaufguss (2 Teelöffel für ¼ Liter, 15 Minuten ziehen lassen). Je nach Bedarf einige Zeit hindurch schluckweise und warm trinken.

32 Pflanzenmode in Gelb
Der Steinklee liegt da ganz im Trend

Der Straßenrand steht zur Hochblüte der Natur voller gelber Weggefährten. Wenn auch das Labkraut oft dominiert, lässt sich bei genauerem Hinsehen da und dort der Gelbe Steinklee (*Melilotus officinalis*) ausmachen. In seiner augenfällig schlanken Gestalt kann er fast mannshoch wachsen. Seltener kommt bei uns die verwandte Art des Hohen Steinklees (*Melilotus altissimus*) vor, der auch an feuchteren Standorten seine Wurzeln schlägt. Wirft man einen Blick in die lange Geschichte der Heilkräuterkunde, fällt einem auf, dass schon Dioskurides den Steinklee beschreibt. Dieser kennt sowohl seine äußerliche Verwendung als erweichendes Kraut bei Geschwüren und Ausschlägen als auch seine innerliche Anwendung bei Magenschmerzen.

Wird der Steinklee getrocknet, entweicht dabei der Hauptwirkstoff Cumarin, der für den charakteristischen Geruch dieser Pflanze verantwortlich ist. Dadurch eignet sich dieses aromatisch duftende Gewächs unter anderem als wirkungsvolle Ungezieferabwehr in unseren Wäscheschränken.

In der herkömmlichen Überlieferung der praktisch angewandten Hausmedizin hat die Verwendung des Steinklees bei Hämorrhoiden und Krampfadern einen festen Platz.

Die getrocknete, in der Vollblüte stehende Pflanze, im Heißaufguss als Tee zubereitet, hilft bei Unruhe und Schlaflosigkeit (2 Teelöffel zerkleinertes Kraut mit ¼ Liter kochendem Wasser übergießen, 15 Minuten ziehen lassen). Man kann den Gelben Steinklee auch zur Thrombose-Prophylaxe nützen, indem man 3 Wochen lang täglich 2 bis 3 Schalen Tee trinkt. Es setzt die Gerinnungsfähigkeit des Blutes herab und beugt einer Thrombose vor. Venenschwäche, Gefäßerkrankungen und Kreislaufstörungen werden durch diese Heilpflanze ebenfalls günstig beeinflusst.

Gelber Steinklee
Melilotus officinalis

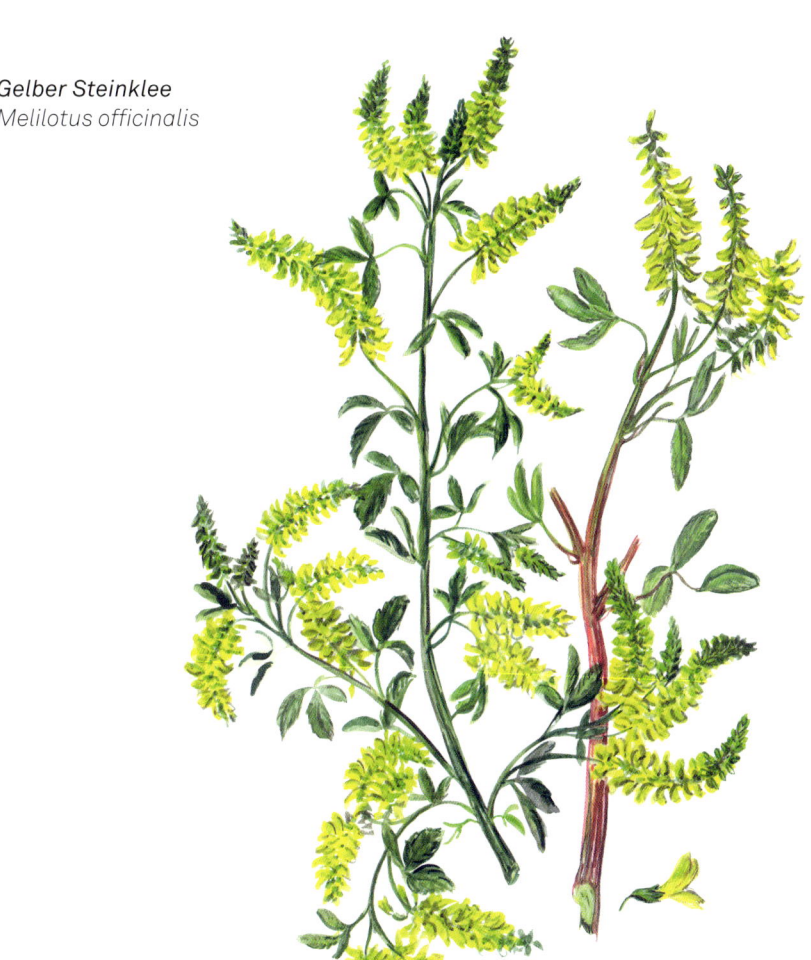

Gelber Steinklee am Speiseplan:

Juli/August wäre die richtige Zeit, um die Blüten des Steinklees zu sammeln. Werden diese im Schatten gut getrocknet, eignen sie sich dazu, in geringen Mengen unter einen Streichkäse oder in die Sauermilch gemischt zu werden. Auf diese Weise wird den Nahrungsmitteln ein eigener »Sommergeschmack« beigefügt und werden obendrein dem Organismus die wertvollen Inhaltsstoffe des Steinklees zugänglich gemacht.

33 Auftanken und frisch werden …
… mithilfe der Hainbuche

Über die Mauern meines Pfarrhofgartens in Harth hängen die Äste zweier alter und mächtiger Hainbuchen. Die »Kinder« der beiden stattlichen Bäume sind schon jenseits der Mauer aus der Erde gewachsen, so dass ich sie vor einigen Jahren in eine Reihe gesetzt habe, damit sie einst den Garten gegen die Westwinde abschirmen.

Ich mag diesen Baum sehr, da er in unserer Heimat häufig vor- und mit wenig zurechtkommt. In seinem Äußeren ähnelt der beliebte Holzlieferant zwar der Rotbuche, botanisch gesehen ist er aber der Familie der Birkengewächse *(Betulaceae)* zuzuordnen, was auch durch die wissenschaftliche Bezeichnung *Carpinus betulus* zum Ausdruck kommt. Im Gegensatz zur Rotbuche hat das Hainbuchenblatt Falten und zeigt sich am Rand doppelt gezähnt.

Ungeachtet der sichtbaren charakteristischen Merkmale eines Baumes besitzt ein jedes von Gott geschaffene Lebewesen zudem eine Ausstrahlung, die wir uns zunutze machen können. Als Brücke dahin dient eine erhöhte und wachsame Sensibilität.

Müden und willenlosen Menschen ergeht es nur allzu leicht wie einem Stück toten Holz, das im Strom der Tage ziellos dahintreibt. Wer aber die Nähe der Hainbuche aufsucht, fühlt sich ermutigt und kann dadurch die eigene innere Frische und Lebendigkeit wieder entdecken.

Hainbuche
Carpinus betulus

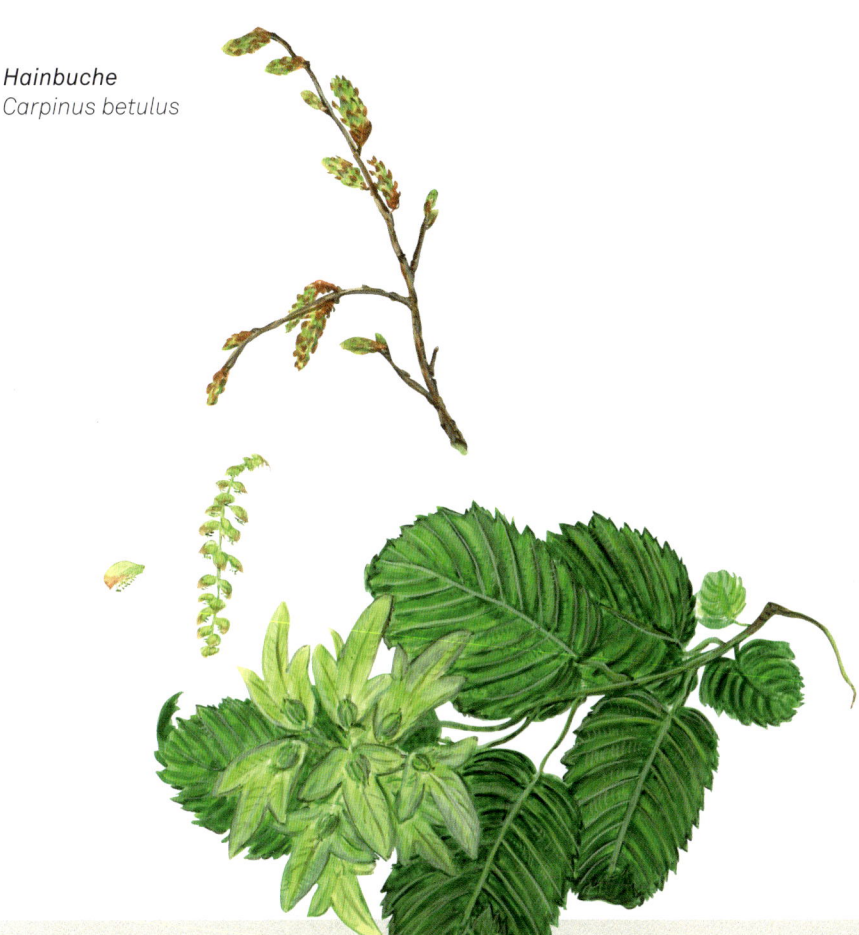

Verbrüderung mit der Hainbuche:

Mag es womöglich als eigenartig empfunden werden – probieren Sie es dennoch einmal aus! Gehen Sie zu einer Hainbuche und umarmen Sie sie. Bleiben Sie unter ihrer Krone stehen, auch wenn sie des Winters wegen blattlos ist. Gönnen Sie sich bewusst Ruhe und Entspannung. Müdigkeit kann viele Ursachen haben, wird aber immer vom Kopf her gesteuert. Die Nähe der Hainbuche vermag mitzuhelfen, dass Ihr Inneres gefestigt wird und Sie selber wieder zu etwas oder für jemanden zu gebrauchen sind. Nicht umsonst sind die Stiele vieler Werkzeuge aus Hainbuchenholz gefertigt.

34 Unangenehmes Aufstoßen bereitet Probleme
Der Heilziest kann dabei helfen

In den vielen Jahrhunderten der gepflegten und praktischen Heilkräuterkunde stand eine Pflanze einst hoch im Kurs, die heute an Bedeutung verloren hat. Die Rede ist von einem Gewächs, an dem man bei Wanderungen durch die Natur oft achtlos vorübergeht. Der Heilziest (*Stachys officinalis*), auch Echter Ziest oder Zahnkraut genannt, gilt innerhalb der Familie der Lippenblütler als der prominenteste Vertreter der Gattung der Zieste. Es handelt sich um eine mehrjährige Pflanze, die eine Wuchshöhe von bis zu 70 Zentimeter erreicht.

Der Ziest gibt sich dem Kundigen an den Blättern zu erkennen, die schmal-oval und lanzettähnlich geformt sowie leicht behaart sind. Die Blüten, die sich ab Juli auf Scheinähren bilden, sind purpurrosa gefärbt.

Auf den zahlreichen Kräuterwanderungen, die mein Team in Karlstein an der Thaya den Sommer über anbietet und die auch ich im Rahmen von Seminaren begleiten darf, kann man dieses wertvolle Kraut auf den Wiesen entlang des Flusses kennenlernen. Der Heilziest liebt nämlich einen feuchten Standort auf kalkarmen Böden. Man findet diese grazile Heilpflanze aber ebenso in Laubwäldern an helleren Plätzen.

Einst hat die heilige Hildegard von Bingen dem Heilziest die Ehre gegeben und ihn als Hilfsmittel gegen schlechte Träume beschrieben. Manchmal quält einen zusätzlich Sodbrennen und erschwert das Einschlafen. Auch hier ist dieses Heilkraut zur Stelle, um die Verdauung zu beruhigen.

Heilziest
Stachys officinalis

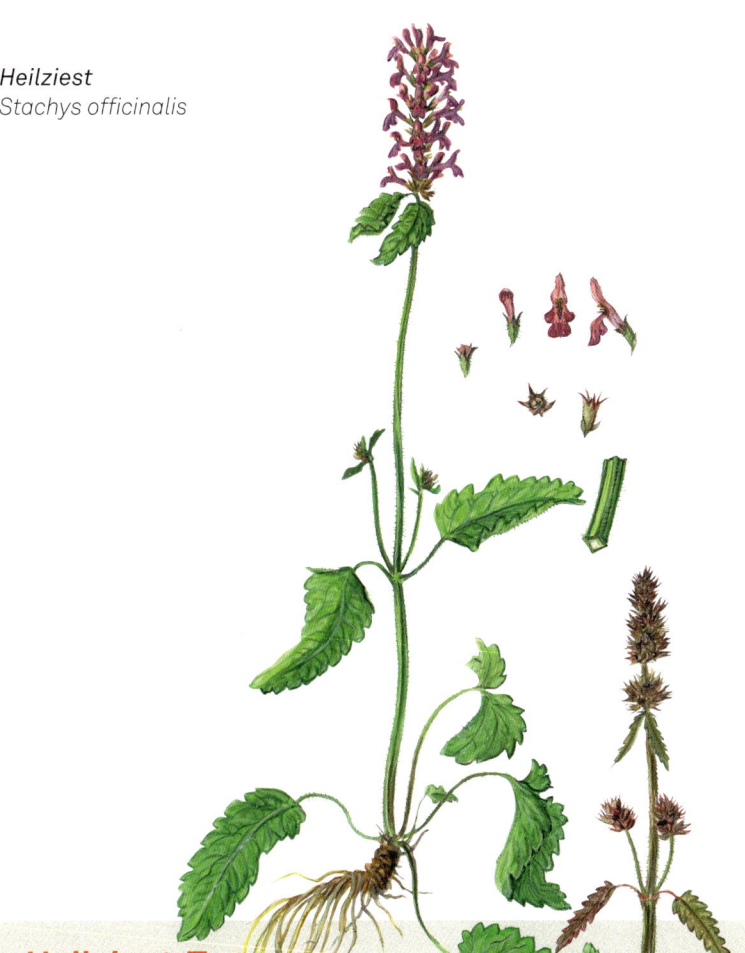

Heilziest-Tee:

Vor allem Gerb- und Bitterstoffe bestimmen die Wirkung des Heilziests. 2 Teelöffel frisches oder getrocknetes Kraut mit ¼ Liter kochendem Wasser übergießen und 20 Minuten ziehen lassen, damit sich alle Inhaltsstoffe gut entfalten können. Tagsüber soll man von diesem Tee öfter ein paar Schlucke trinken, um so dem Sodbrennen entgegenzuwirken. Dieser Tee kann auch bei Durchfall sowie bei Magen-Darmbeschwerden angewandt werden, indem man 1- bis 3-mal am Tag jeweils vor den Mahlzeiten 1 Schale davon einnimmt.

35 Ein Lichtblick lenkt zum Ausweg hin

Im Schwarzkümmel ein Angebot entdecken

Wie oft und wie leicht kann es sein, dass jemand bildlich gesprochen »durch den Rost fällt«! Das mag viele Gründe haben. Von psychischer Depression, zerbrochener Beziehung bis hin zu einem plötzlichen Unglücksfall reicht die Möglichkeit, den betroffenen Menschen das Leben als äußerst beschnitten und ausweglos erscheinen zu lassen. Wertvoll sind in diesen Fällen echte Freunde.

Der Schöpfer der herrlichen Natur hat uns auch im Pflanzenreich einen Freund wachsen lassen. Darf ich Ihnen in diesem Sinne den Schwarzkümmel (*Nigella sativa*) vorstellen? Dieses hübsch anzusehende Heilkraut zählt entgegen seiner Bezeichnung nicht zur Gattung der Kümmel, sondern gehört der Familie der Hahnenfußgewächse an. Lediglich seine schwarzen Samenkörner haben dazu beigetragen, ihn so zu benennen.

Die Pflanze des Schwarzkümmels weist allein schon in den Blättern einen Gestaltreichtum auf. Sie gedeiht am besten auf einem schweren, lehmigen Boden und scheut das Sonnenlicht nicht.

Der Same des zartblau blühenden Krautes enthält das Saponin Melanthin und den Bitterstoff Nigellin, zudem ätherische und fette Öle. Als Hausmittel verwendet, regt Schwarzkümmel die Nieren- und Blasentätigkeit an, reguliert die Menstruation und wirkt schleimlösend sowie auswurffördernd.

Schwarzkümmel
Nigella sativa

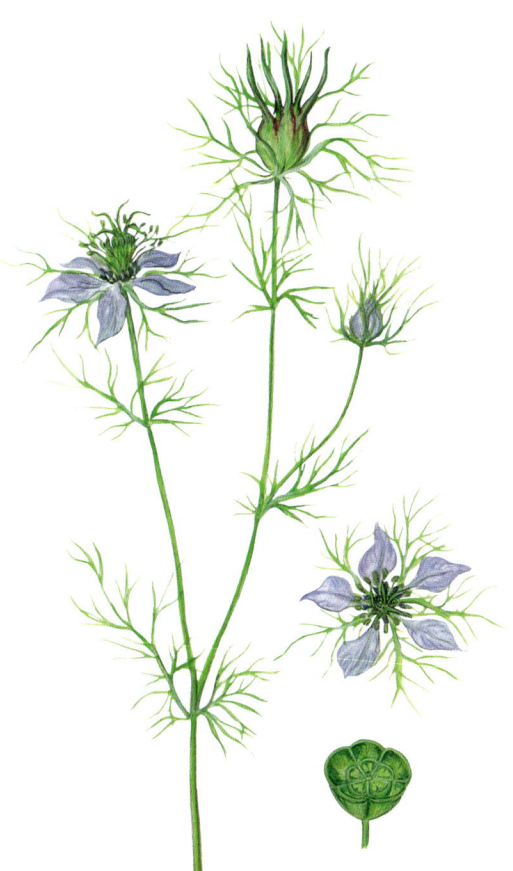

Schwarzkümmel-Tee nach dem Gebären:

1 Teelöffel voll zerstoßener Schwarzkümmelsamen mit ¼ Liter kochendem Wasser übergießen. Diesen Tee lässt man 15 Minuten lang ziehen, bevor er abgeseiht wird.
Schwarzkümmel reinigt das Blut und den Uterus und hilft, ihn nach der Geburt wieder schneller zusammenzuziehen. Schwarzkümmel-Tee kann in der Folge ebenso Wöchnerinnen unterstützen, wenn sie unter mangelnder Milchsekretion leiden. Am besten trinkt man in diesem Fall nach Rücksprache mit dem Arzt täglich 2 Tassen davon. So wertvoll der Schwarzkümmel auch ist, in der Schwangerschaft muss man ihn unbedingt meiden, da er Wehen auslösen könnte!

36 Ein anhänglicher Korbblütler
Die Große Klette an der Wurzel packen

Wer im Herbst oder Winter durch das dürre Dickicht läuft, bleibt da und dort an etwas hängen. Egal, ob spitze Äste das Weiterkommen erschweren oder gar die stacheligen Triebe der wilden Brombeeren eine nicht zu unterschätzende Gefahr für die Kleidung darstellen: Man sollte es sich gut überlegen, wo und wie man die gesicherten und barrierefreien Wege in Wald und Flur verlässt.

Sehr leicht kann es sein, dass man so eine einschlägige Erfahrung mit den Fruchtständen der Großen Klette (*Arctium lappa*) macht, die sich kaum mehr abschütteln lassen, haben sie sich einmal in die Hose oder Jacke festgekrallt.

Machen wir einen kurzen Abstecher in die Kulturgeschichte dieser vertrauten Pflanze. Die Klette war bereits den Griechen und Römern bekannt. Vergil und Ovid erwähnen dieses Gewächs in ihren Schriften und Dioskurides empfiehlt die Blätter der Klette zur Unterstützung der Wundheilung. Im Mittelalter und vor allem in Zeiten der Pest griff man gerne zur Klette als Hilfsmittel, und noch im 19. Jahrhundert diente sie den Ärzten zur Behandlung von Geschlechtskrankheiten.

Obwohl dieser Korbblütler überwiegend in die Schublade »Unkraut« eingeordnet wird, könnte man durchaus versuchen, diese wilde Schönheit auch als dekoratives Element in der Gartengestaltung zu verwenden. Sie besticht allein schon durch ihre Größe, erreicht sie doch eine Höhe bis zu 1,5 Meter. Entweder pflanzt man die Klette solitär in eine Rasenfläche oder man greift auf sie zurück, um damit zum Beispiel einen Komposthaufen nicht mehr frontal einsehbar zu machen. Der Phantasie des findigen Gärtners sind ja bekanntlich keine Grenzen gesetzt.

Große Klette
Arctium lappa

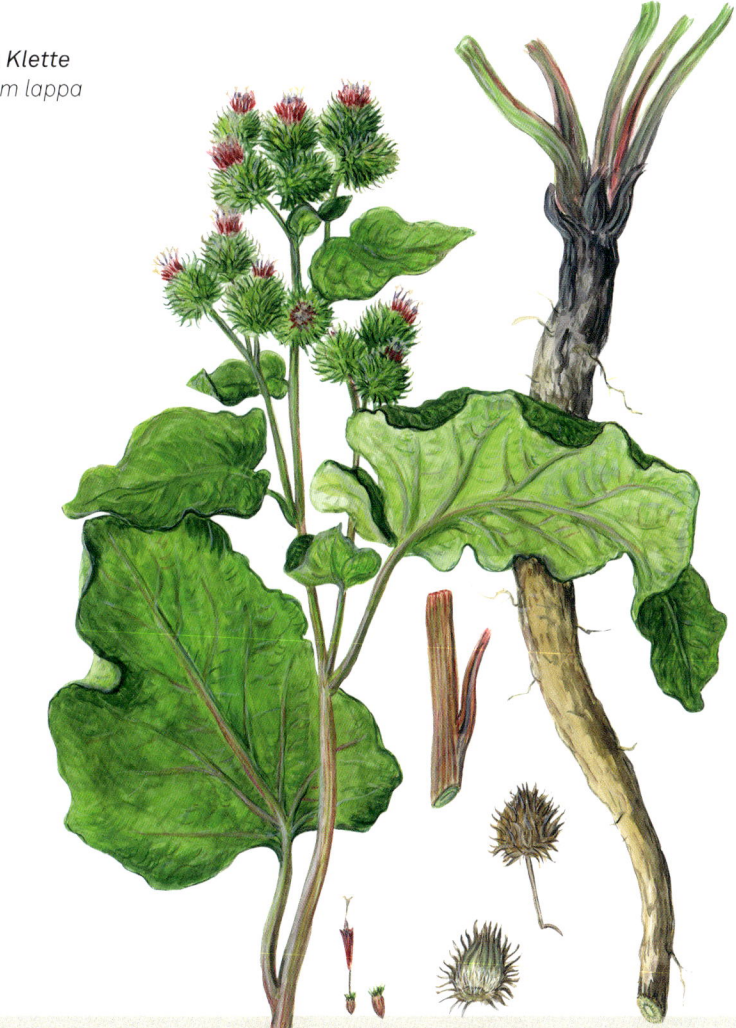

Hausmittel bei Hauterkrankungen:

Leidet jemand unter einer wie auch immer gearteten Beeinträchtigung der Haut, möge er darangehen, eine frisch ausgegrabene Wurzel der Großen Klette zu zerkleinern und zwei Teelöffel davon in circa ½ Liter Wasser mehrere Stunden kalt anzusetzen. Dann den Tee noch kurz aufkochen, abseihen und über den Tag verteilt immer einige Schlückchen zu sich nehmen.

37 Trotz der schönen Blüten
Die Hauhechel hat dennoch Dornen

Das Leben ist niemals im sprichwörtlichen Sinne »a g'mahde Wies'n«. So sehr man sich das eine oder andere auch erträumt, es kommt – erstens – anders, – zweitens – als man denkt. Schauen wir zurück in die Geschichte der landwirtschaftlichen Tätigkeit. Bevor die Maschinen und Traktoren zur Verfügung standen, zählten nur der eigenen Hände Kraft und die Hilfe der Zugtiere, wie etwa von Pferd und Ochse. Doch stießen selbst die Vierbeiner an ihre Grenzen, vor allem dann, wenn sie auf die Dornige Hauhechel (*Ononis spinosa*) trafen. Denn dieser Schmetterlingsblütler, der sich gerne an trockenen Brachen ansiedelt, hat recht harte und tiefwachsende Wurzeln, die so manchen Pflug jäh zum Stehen brachten.

Der Schnitter wiederum tat sich schwer, rund um die Hauhechel seine Arbeit zu verrichten, da sich in ihren Zweigen lange und spitze Dornen befinden. Wie jedes Lebewesen hat die Dornige Hauhechel ebenfalls eine zweite Seite. Seit jeher wurde sie als heilendes Gewächs geschätzt. Es sei hier in Erinnerung gerufen, dass zum Beispiel schon Theophrast von Eresos im 4. vorchristlichen Jahrhundert über die heildienlichen Kräfte der Hauhechel bei Blasen- und Nierenbeschwerden Bescheid wusste.

Es sind vorwiegend die Wurzeln des schmucken Schmetterlingsblütlers, die wertvolle ätherische Öle in sich tragen. Mit einem guten Werkzeug kann man diese am besten im Herbst oder im Frühjahr vorsichtig ausgraben, um sie zum Trocknen zu zerteilen und aufzulegen. Aber nicht vergessen: Die Wurzeln reichen tief ins Erdreich und sind daher mühsam zu bergen. Daran hat sich seit der Zeit nichts geändert, als man noch mit Ochsen den Ackerboden bearbeiten musste.

Hauhechel
Ononis spinosa

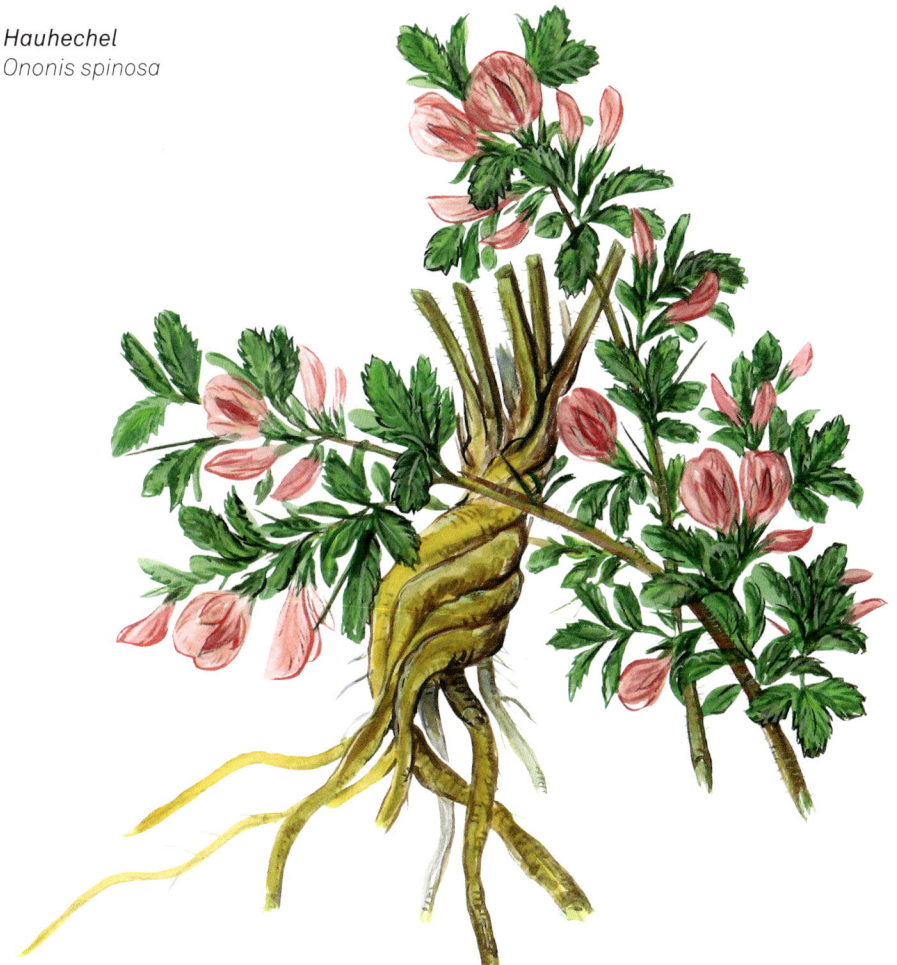

Blütentriebe verwerten:

Von der Hauhechel lassen sich auch die oberirdischen Pflanzenteile in der Naturheilkunde verwenden. So kann man zum Beispiel frische Blütentriebe abschneiden, um diese in Wein anzusetzen. Nach 8 Tagen wird der Hauhechel-Wein abgeseiht, den man in Flaschen gefüllt kühl und dunkel lagert. Um die Nieren auf Vordermann zu bringen, nehmen Sie täglich einen Esslöffel davon zu sich.

38 Feiertage für den Magen
Er muss nicht permanent etwas leisten

Wenn sich jemand über etwas ärgert, sagt man, dass er sauer ist. Dieser Gemütszustand kann sich auf den Magen schlagen. Immerhin bleibt es nicht nur die Liebe allein, die dort hindurchgeht. Wir wissen aus eigener Erfahrung, dass der Appetit einen Indikator für unsere Seelenlage darstellt. Wie sehr sich unser Magen wohlfühlt, liegt nicht allein an den Stimmungslagen. Häufig ist es eine Frage der Rahmenbedingungen unserer Nahrungsaufnahme, wie gut die Arbeit vom Magen erledigt werden kann. Wenn's ihm zu viel wird, kommt es zum berühmten Aufstoßen, im Zuge dessen unverdaute Nahrung samt Säure sich den Weg retour Richtung Rachen bahnt. Andererseits gibt es das Gefühl, dass nach dem Essen die Bissen in der Speiseröhre stecken bleiben.

Daher wäre es meiner Meinung nach wichtig, ab und zu auf den Ort bzw. die Zeit zu achten, die man für das Essen in Anspruch nimmt. Wie oft kann man in den Städten entdecken, dass Menschen wie getrieben von einem Ort zum anderen unterwegs sind und zwischendurch eine Mahlzeit im Gehen einschieben. Angebote dafür finden sich an vielen Straßenecken. Kein Wunder, wenn unsere Verdauung verrückt spielt. Für das Essen muss man sich Zeit nehmen. Vorher oder nachher sollte man möglichst ruhen. Durch diese einfachen Maßnahmen wird man leistungsfähiger und aufmerksamer. Und vergessen wir nicht: Auch der Magen braucht seine Ruhephasen! Wenn er permanent vollgestopft wird, kann es sein, dass er ein unangenehmes Signal sendet, zum Beispiel das saure Aufstoßen.

Das allseits bekannte Gewürzkraut Majoran (*Majorana hortensis*) steht uns bei diesen Beschwerden wohltuend zur Seite. Seine ätherischen Öle, Gerb- und Bitterstoffe, Mineralsalze und Kampfer beruhigen den Magen und beleben die Nerven.

Majoran
Majorana hortensis

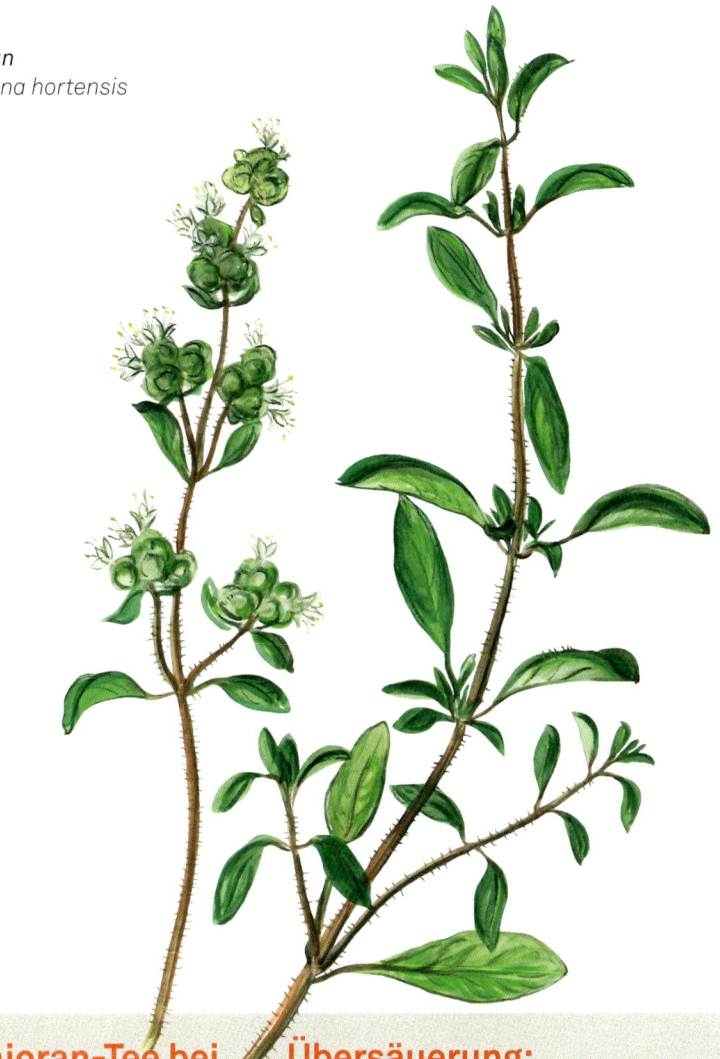

Majoran-Tee bei Übersäuerung:

Am besten kocht man sich abends eine Schale voll aus dem Kraut des Gartenmajorans. Eine Stunde vor dem Schlafengehen getrunken, hilft dieser Tee mit, den Magen zu entkrampfen und die Verdauungstätigkeit zu fördern. Diese Anwendung sollte man bei den geschilderten Beschwerden über einen Zeitraum von mindestens 2 Wochen durchführen.

39 Am Ufer dahinschlendern …
… und dabei vielleicht das Seifenkraut erspähen

Wenn der meteorologische Herbst beginnt, nisten sich wieder zunehmend die Nebel an den Gewässern meiner Heimat ein. Doch die Sonne schafft es immer noch, diese schon in den Morgenstunden in Luft aufzulösen. Umso länger hält sich zur besagten Jahreszeit der Tau im Gras, und die Tage werden merklich kürzer.

Ich mag diese Periode samt ihren Stimmungen. Es ist, als würde das Land allmählich den Sommer ausatmen. So mancher Duft streicht dabei an meiner Nase vorbei, wenn ich am Ufer der Thaya stehe. Auf der Suche nach dessen Ausgangsort fällt mein Blick auf eine hellrosa blühende Pflanze, die noch ihre letzten Blüten für mich bereithält. Es ist das Seifenkraut (*Saponaria officinalis*), welches Nase und Auge gleichermaßen erfreut.

Dieses Nelkengewächs liebt die Nähe des Wassers. Doch ist die Pflanze auch selbstbewusst genug, um ihren Standort in vielen Gärten zu behaupten, wo sie genügsam an Ansprüchen den Sommer über ihren Schmuck zur Schau stellt.

Das Seifenkraut besteht aber nicht nur aus Fassade. Seine eigentliche Kraft liegt in der Wurzel, die, reich an Saponinen, schon von vielen Generationen vor uns geschätzt wurde. Man weiß heute noch um ihre reinigende Kraft, die an heiklen Stoffen und Materialien zum Einsatz kommen kann. Da liegt es nicht fern, an die eigene Haut zu denken, die ebenfalls der Reinigung bedarf. Solche Gedanken dürften somit Anlass genug sein, um das Seifenkraut in einen dementsprechenden Dienst zu nehmen.

Seifenkraut
Saponaria officinalis

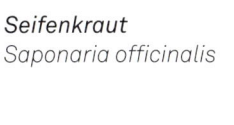

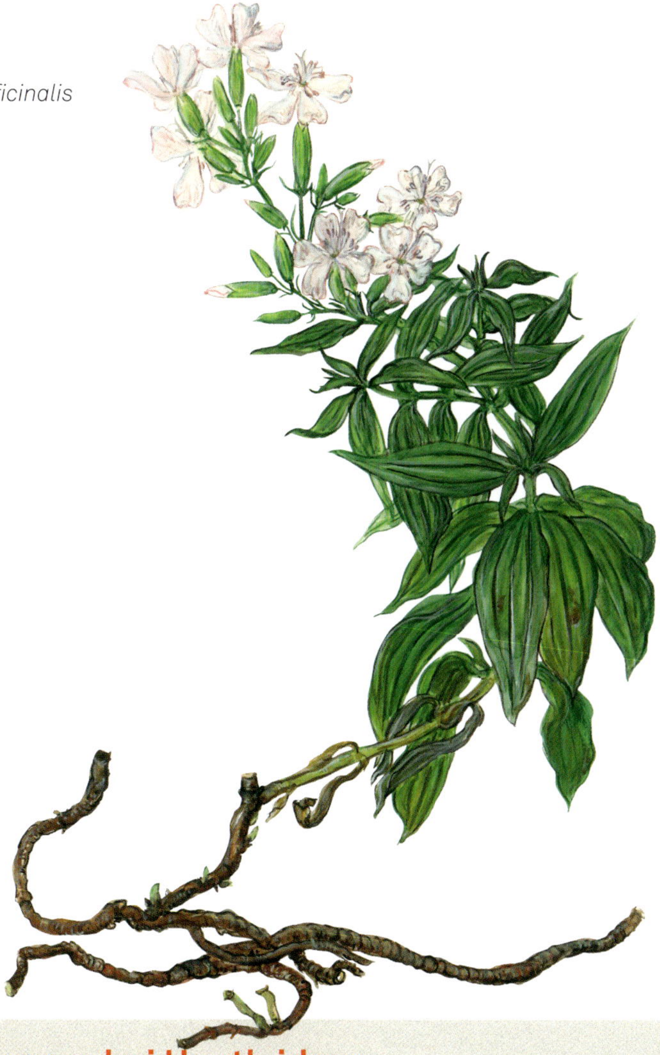

Waschungen bei Hautleiden:

2 gehäufte Teelöffel von getrockneten und zerkleinerten Seifenkrautwurzeln werden in ½ Liter kaltem Wasser 3 Stunden lang angesetzt. Danach abseihen und ein wenig erhitzen, aber nicht kochen. Täglich kann man abends diesen Ansatz dazu verwenden, um bei chronischer Hauterkrankung den Gesamtkörper damit einzureiben.

40 Standort mit bester Aussicht
Die Hauswurz erklimmt selbst Dächer

Meine Erinnerungen gehen oft zurück in meine Kindheit. Nur allzu gern hielt ich mich damals bei meinen Verwandten am Bauernhof, von dem meine Mutter stammt, auf. Dort gab es im Innenhof über einem kleinen Stall ein Dach mit einer flachen Neigung. Die bereits älteren Tonziegel boten einen guten Untergrund für die Hauswurz, die sich darauf befand. Auf diesem Dach kam sie mit allen feuchten und trockenen Zeiten zurecht und wuchs im Laufe der Zeit zu einem kleinen Hügel heran, der aus lauter Rosetten der Echten Hauswurz *(Sempervivum tectorum)* bestand.
Der Blick auf jene Pflanze kann auch mir dabei helfen, in Bescheidenheit mein Leben dazu zu verwenden, hoffnungsvoll nach dem Ausschau zu halten, was vom Himmel kommt. Bei der Hauswurz ist das der Regen und bei mir als Gläubigen die sich immer neu offenbarende Liebe und Herrlichkeit Gottes.
Die Hauswurz, auch Dachwurz genannt, gehört zur Familie der Dickblattgewächse *(Crassulaceae)* und wurde schon im Mittelalter als magisches Kraut auf die Dächer der Häuser gepflanzt, um die Funktion des erst in der Neuzeit erfundenen Blitzableiters zu erfüllen. Doch stand seit eh und je der heilende Wert des dickhäutigen Kulturfolgers im Blickpunkt der Menschen.
Jedes Kind ist ein Geschenk des Himmels. Das erste Lächeln eines putzigen Erdenbürgers entschädigt die Eltern für viele durchwachte Nächte. Beim Heranwachsen müssen die Kleinen in ihrer Entwicklung verschiedene Stadien durchlaufen. Kommen die ersten Zähne, heißt es vermehrt, unsere Babys zu trösten und ihr Weinen ernst zu nehmen. Gerade dann darf die besorgte Mutter oder der karenzierte Vater auf die Hilfe der Hauswurz zählen.

Hauswurz
Sempervivum tectorum

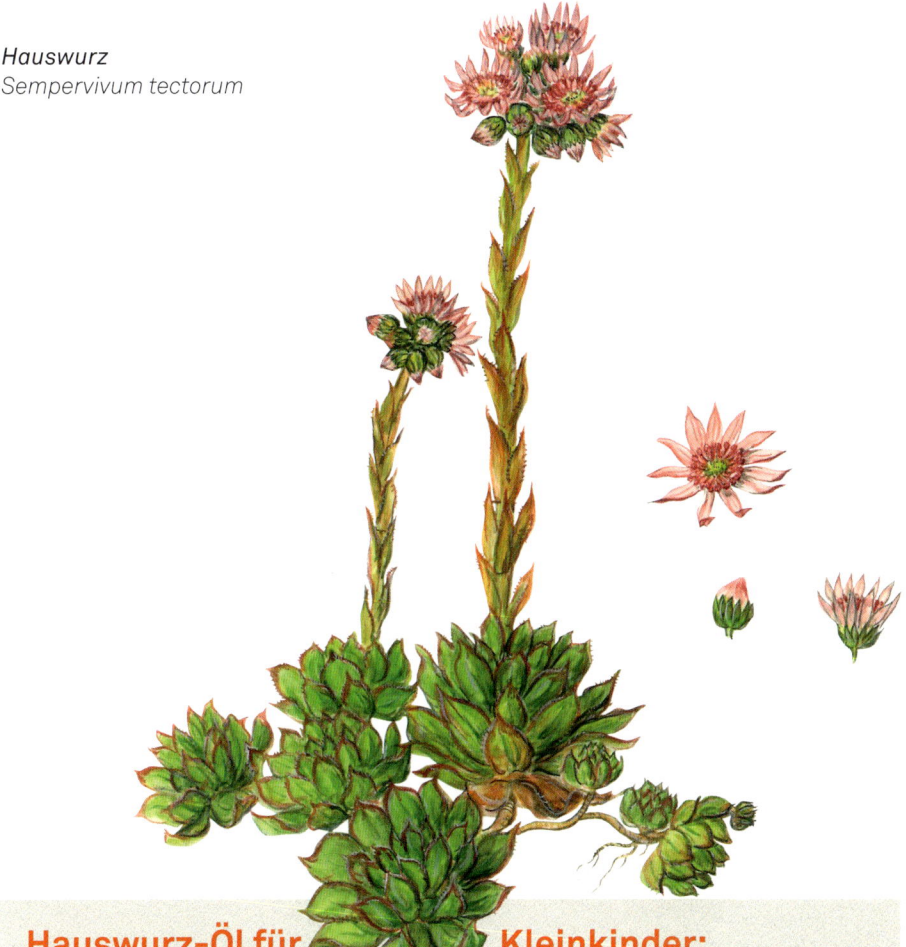

Hauswurz-Öl für Kleinkinder:

In 100 Gramm kaltgepresstem Olivenöl werden 25 Gramm zerquetschte, frische Hauswurzblätter 14 Tage lang bei Zimmertemperatur ans Fenster gestellt. Danach seiht man das Öl ab und presst die Hauswurzblätter aus. Einmal abgefüllt, wird das gewonnene Öl kuhl und dunkel gelagert. Wenn Kleinkinder zu zahnen beginnen, reibt man mit diesem Öl 2-mal täglich die Stellen ein, wo die ersten Beißerchen durchbrechen werden. Zusätzlich massiert man auch äußerlich den Kiefer mit dem Hauswurz-Öl und wäscht die behandelten Stellen nach ein paar Stunden mit Kamillentee ab.

41 Dezenter Gartenschmuck
Der Estragon bringt Würze in den Alltag

Seine Reise hat er schon vor langer Zeit angetreten. Wenngleich er verwildert in Südeuropa vorkommt, dürfte doch seine ursprüngliche Heimat in Asien gewesen sein. Manche Reisegeschichte wurde eben nicht dokumentiert und so können wir nur Vermutungen anstellen. Jetzt jedenfalls stehen unsere Gärten und Beete zur Verfügung, um Herrn Estragon gastfreundlich aufzunehmen.

Er zählt zu den Korbblütlern. Seine Verwandten heißen Wermut und Beifuß. Diese Beziehung lässt sich schon am wissenschaftlichen Namen des Estragons – *Artemisia dracunculus* – ablesen. Das hochwachsende Würzkraut ist in seiner feinen und bis zu 1½ Meter hohen Gestalt schön anzusehen und eine Zierde im Garten. Am wohlsten fühlt es sich an einem sonnigen und geschützten Platz auf einem sandigen und humusreichen Boden.

Den ganzen Sommer über können die Triebe des Estragons abgeschnitten und im Halbschatten getrocknet werden. Im Winter hat man sie dann zum Würzen parat. Durch den feinen, würzig-herben Geschmack des Krautes ist die Gewürzpflanze in den Küchen auf der ganzen Welt bekannt und beliebt. Die Palette, wo Speisen mit dem Estragon eine eigene Note verliehen wird, reicht von Salaten über Suppen und Soßen bis hin zu Gemüse und Bratensaft. Gern wird dieser Korbblütler auch zum Einmachen von Gurken und Sauerkraut herangezogen.

Estragon
Artemisia dracunculus

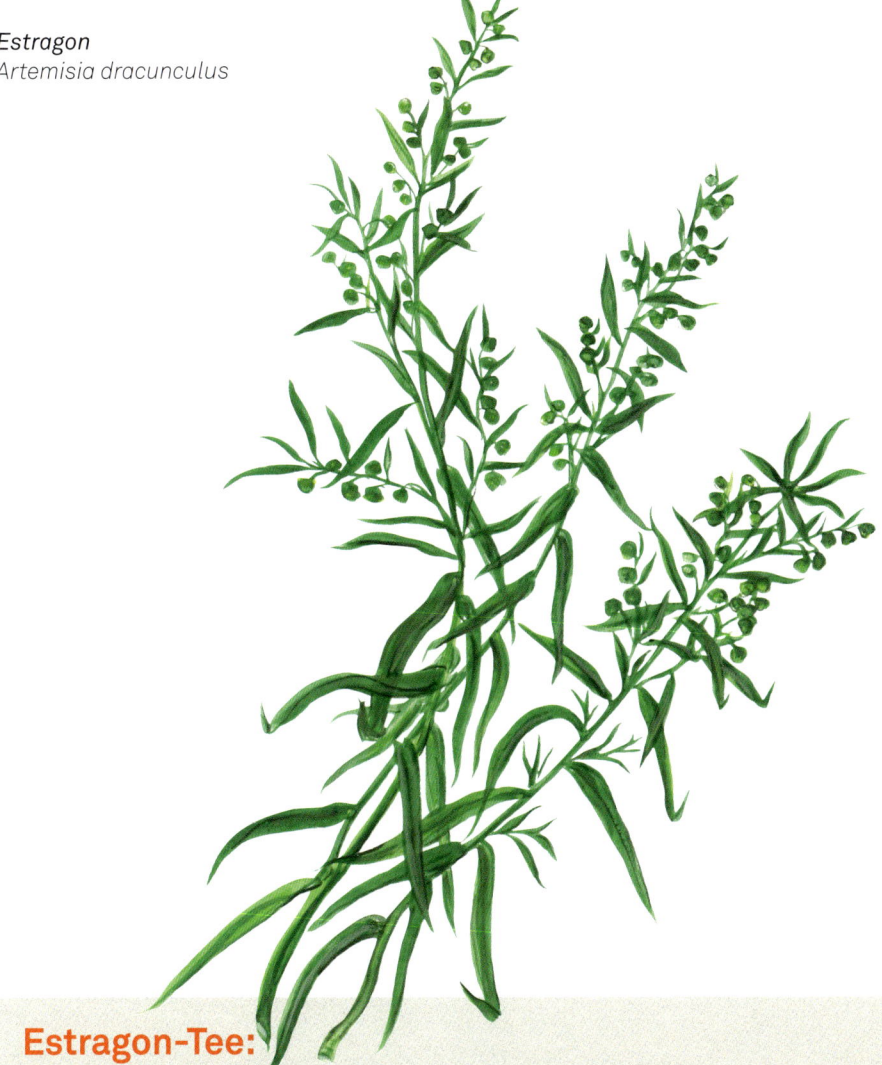

Estragon-Tee:

Dazu nimmt man 1 Teelöffel getrocknetes und zerkleinertes Estragonkraut. Mit ¼ Liter kochendem Wasser aufgießen und 15 Minuten zugedeckt ziehen lassen. Täglich trinkt man davon am besten 2 Tassen, um die Nierentätigkeit anzuregen und Wasseransammlungen im Körper abzuführen. Besonders älteren Menschen wird diese Anwendung empfohlen.

42 Schwarze Ribisel, wahre Kraftspender

Früchte und Blätter nutzen

Der Sommer verwandelt alljährlich unsere Gärten in kleine Paradiese. Die grünen Oasen rund ums Haus sind ja doch die effektivsten Zufluchtsstätten vor dem rauen Treiben des Alltags. All jene dürfen sich glücklich schätzen, denen es gelingt, nach dem Feierabend abzuschalten und die Seele in der Kulisse der Natur baumeln zu lassen. Dieser Genuss kann noch gesteigert werden, wenn die mühevolle Arbeit der Gartenpflege dadurch belohnt wird, dass Bäume und Sträucher zur rechten Zeit ihre Früchte feilbieten.

Die Schwarzen Johannisbeeren *(Ribes nigrum)* zum Beispiel, die in vielen Gebieten Österreichs besser unter der Bezeichnung Schwarze Ribisel bekannt sind, vereinen in sich einen guten Geschmack und ein reiches Angebot an Vitaminen und Mineralstoffen. Sobald die Ribiseln von der Sonne zur vollen Reife geführt worden sind, kann man diese köstliche Wohltat direkt vom Strauch zum Gaumen führen. Hat man genug Johannisbeeren im eigenen Garten, sollte man den Aufwand nicht scheuen, die Früchte auch zu entsaften und auf diese Weise haltbar zu machen.

In der Naturheilkunde greift man überdies seit langer Zeit auf die grünen Blätter der Schwarzen Ribiselsträucher zurück, um sie durch Trocknen zu einer Droge zu verarbeiten, die zum Aufgießen eines heilsamen Tees verwendet wird. Im Falle von Keuchhustenanfällen kann man Kindern sowohl den Johannisbeersaft zu trinken geben als auch den Tee, der aus den Blättern der Schwarzen Johannisbeere gekocht wird. Bei nächtlichen Anfällen löffelweise verabreichen.

Schwarze Ribisel
Ribes nigrum

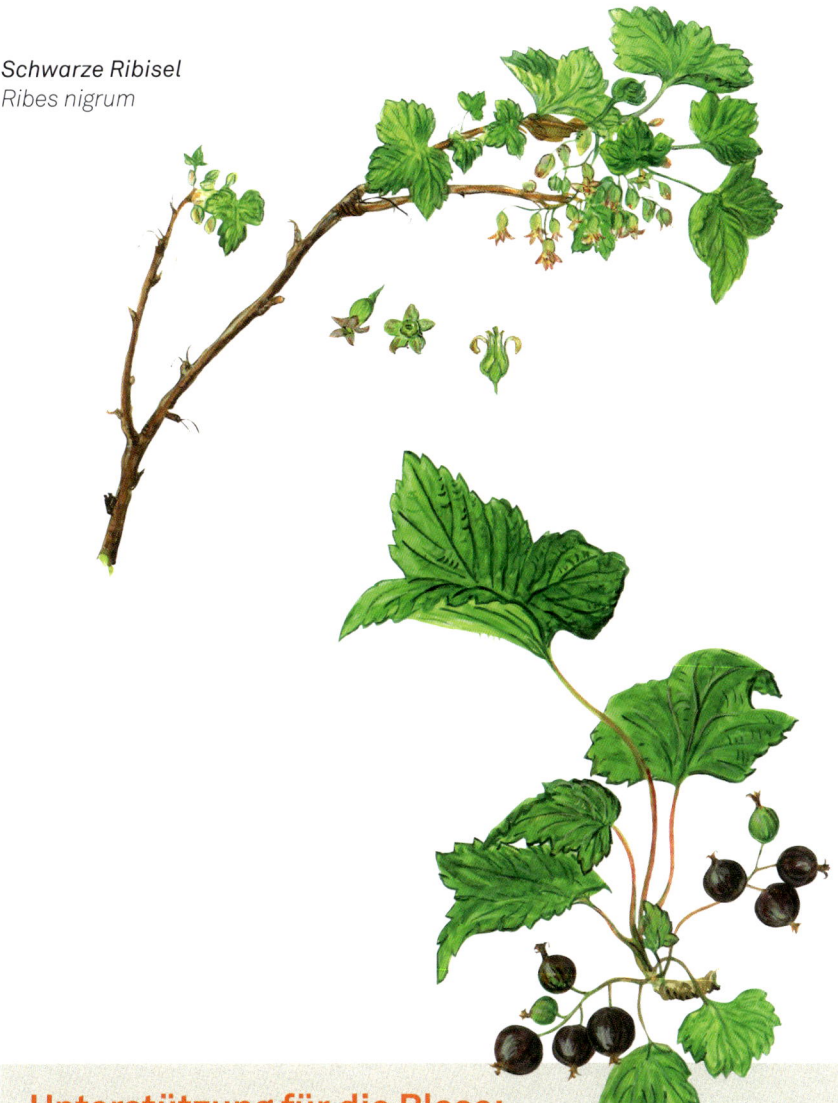

Unterstützung für die Blase:

Die im Sommer geernteten und getrockneten Blätter der Schwarzen Ribisel können vor allem in den Wintermonaten hilfreich sein. Frauen mit schwachem Blasenschließmuskel sollten dann morgens auf nüchternen Magen 6 Wochen lang ungesüßten Schwarzen-Johannisbeerblätter-Tee trinken.

43 Bei Sonne einen Hut aufsetzen …
… und das Immunsystem stärken

Der Herrgott hat mir via meine Vorfahren väterlicherseits mitgegeben, mit zunehmendem Alter immer mehr auf die Haarpracht am Kopf verzichten zu müssen. Nun, einerseits ist das ja ganz praktisch. Die Friseurkosten halten sich in Grenzen, die Stromkosten genauso, weil nach dem Duschen das Föhnen des Kopfes zu viel des Guten wäre. Für farbige Strähnchen im Haar fehlt nicht nur der Wille, sondern allein schon die Möglichkeit. Es besteht daher an sonnigen Tagen die Notwendigkeit, bei langem Aufenthalt unter freiem Himmel einen Hut zu tragen.

Für die Gesundheit ließ der Schöpfer einst im fernen Amerika eine Pflanze heranwachsen, die nach der Entdeckung dieses Kontinents auch bei uns Europäern Aufsehen erregte. Diente der Schmalblättrige Sonnenhut (*Echinacea angustifolia*) vorerst nur als Zierpflanze in unseren Landen, besann man sich im Laufe der Geschichte der guten Erfahrungen, die einst die ursprüngliche Bevölkerung des im 15. Jahrhundert entdeckten Erdteils als wertvolles Wissen hütete.

Vor allem die Wurzel des Sonnenhutes hat's in sich! Sie ist mit antiseptischen und antibakteriellen Kräften ausgestattet und kann verschieden aufbereitet und verarbeitet werden. Der Sonnenhut spricht allein schon durch seine schöne Blüte eine Einladung aus, mit ihm den Körper für die Erkältungszeit vorzubereiten, um gut gerüstet zu sein, wenn's Keime und Bakterien »regnet«.

In Apotheken und im Fachhandel erhält man eine große Anzahl von Produkten, die jene wertvollen Wirkstoffe des Sonnenhutes beinhalten. Bei sämtlichen Hautfunktionsstörungen ist man auf einem guten Weg, mithilfe natürlicher Präparate eine Linderung bzw. eine Heilung herbeizuführen. Das hat auch schon Hermann-Josef Weidinger empfohlen.

Sonnenhut
Echinacea angustifolia

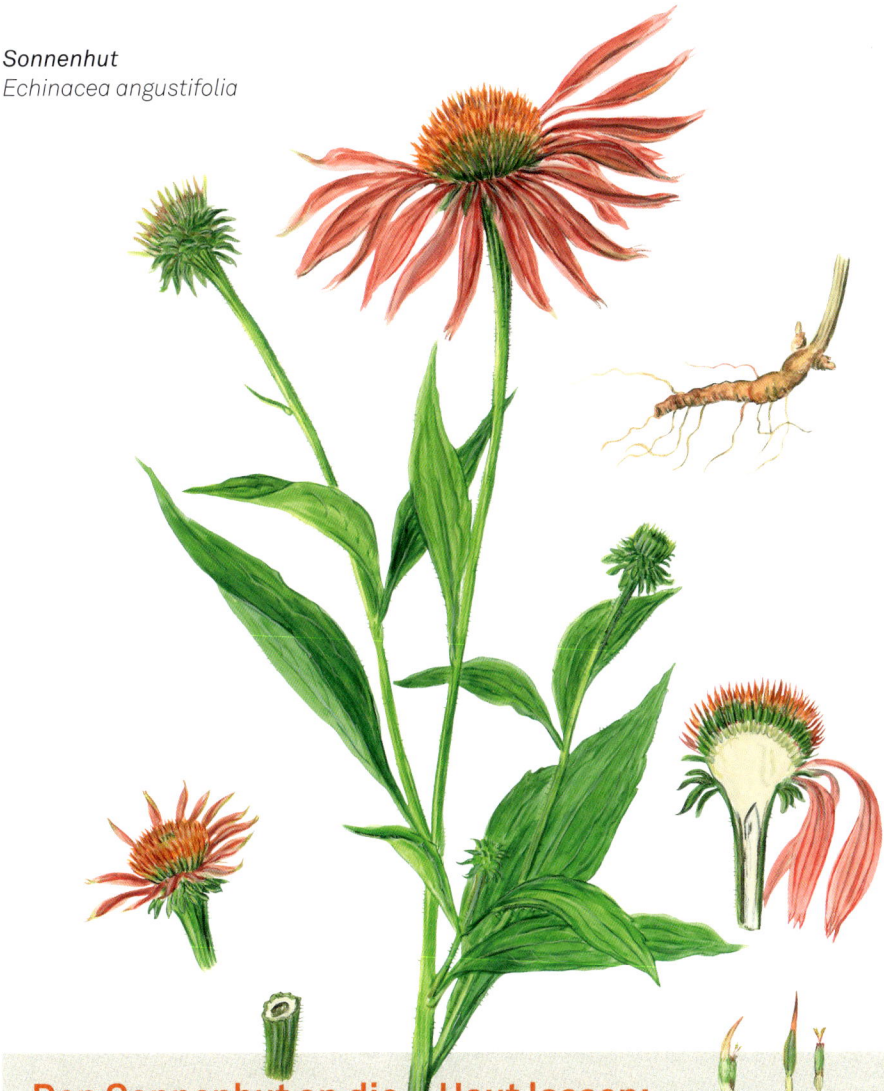

Den Sonnenhut an die Haut lassen:

Ein Vollbad mit Sonnenhutwurzel-Absud hilft bei Ekzemen, beseitigt Hautunreinheiten und stärkt die Abwehrkräfte. Dafür stellt man 60 Gramm der zerkleinerten frischen Wurzel mit 3 Liter kaltem Wasser zu, kocht dies kurz auf, seiht nach 10 Minuten ab und gießt dies ins temperierte Badewasser.

44 Ein legales Hanfgewächs
Der Hopfen trägt wieder reiche Frucht

So manche Schönheit erschließt sich mir erst dann, wenn ich meine alltägliche »Betriebsgeschwindigkeit« drossle und innehalte. Da bleibe ich gerne vor der Hopfenpflanze in unserem Kräutergarten stehen und erfreue mich an ihrer schlichten Ästhetik, die sich vor meinen Augen ausbreitet. Die Blätter des Hopfens haben eine ansprechende Form und die Fruchtzapfen hängen wie kleine Lampions an den Trieben der rankenden Schönheit. Ich werde unweigerlich ruhiger und gelassener.

Blicken wir auf die Inhaltsstoffe des Hopfens (*Humulus lupulus*), so können wir folgende Wirkungen feststellen: Durch die Gerb- und Bitterstoffe dieses Hanfgewächses wird der Appetit angeregt, bei unruhigen Nerven, bei Depressionen und Einschlafstörungen gleicht der Hopfen aus und schließlich soll sich dieses Hanfgewächs auch auf den Periodenzyklus der Frau regelnd auswirken und Menstruationsstörungen beseitigen.

In der Naturheilkunde bedient man sich der Wirkstoffe meist mittels eines Tees, der aus den Hopfenblüten – auch Hopfenzapfen (*Strobuli Lupuli*) genannt – bereitet wird. Dazu werden die weiblichen Blüten im Spätsommer geerntet, kurz bevor sie gänzlich ausgereift sind, und danach in einem Dörrgerät oder im Backrohr bei 40 bis 50 °C gut getrocknet. Durch die Wärme entfalten sich die Blütenstände und die Hopfendrüsen oder das Hopfenmehl (*Glandulae Lupuli*) fällt heraus, das man ebenso für Heilzwecke verwenden kann. Bei Blasen- und Nierenbeschwerden zum Beispiel nimmt man alternativ anstatt des Tees 2- bis 3-mal täglich eine Messerspitze voll dieses getrockneten und zerriebenen Hopfenmehls ein und trinkt eventuell einen Schluck Wasser nach.

Hopfen
Humulus lupulus

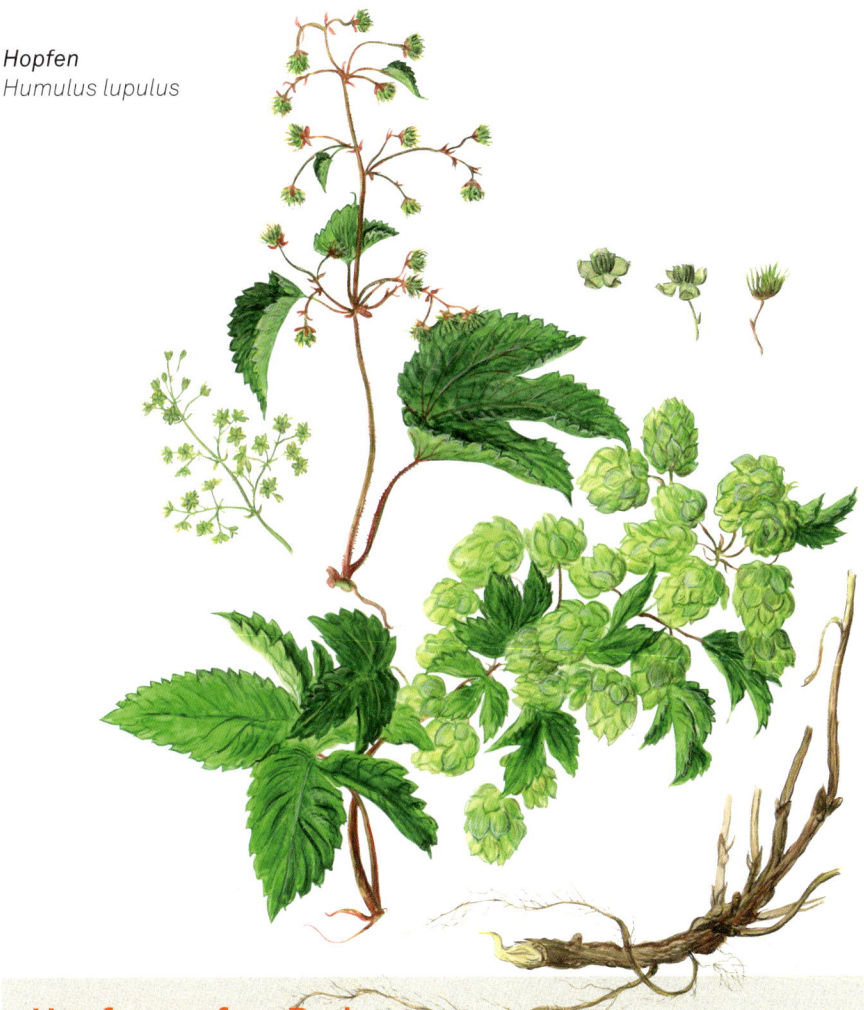

Hopfenzapfen-Bad:

In ein Leinen- oder Baumwollsäckchen füllt man circa 125 Gramm Hopfenzapfen, bindet es zu und legt es in die Badewanne, die mit ziemlich heißem Wasser zur Hälfte gefüllt wird. Nach ungefähr einer halben Stunde das Badewasser temperieren und darin vor dem Schlafengehen 15 Minuten lang baden. Diese Anwendung wirkt sich beruhigend auf den ganzen Organismus aus und fördert außerdem noch den nötigen Schlaf.

45 Alternative zu Kürbiskernen
Das Kleinblütige Weidenröschen

Ich freue mich immer schon auf den kommenden Sommer und die Gelegenheit, interessierte Menschen bei Kräuterwanderungen rund um das Stift Geras und entlang der Thaya in Karlstein ausführen zu dürfen. Zu meinen besonderen Adressaten aus dem Pflanzenreich zählt unter anderem das Kleinblütige Weidenröschen (*Epilobium parviflorum*). Es findet in meiner Waldviertler Heimat ideale Lebensbedingungen, denn es wächst bevorzugt auf lehmigen und nährstoffreichen Böden in der Nähe von Gräben mit fließendem Wasser. Es ist aber genauso in Gärten und auf Kahlschlägen anzutreffen.

Während der Blütezeit von Juni bis September kann das ganze Kraut gesammelt und im Schatten getrocknet werden. Da gerade beim Kleinblütigen Weidenröschen die Gefahr besteht, es mit anderen Pflanzen zu verwechseln, sollte man eine kräuterkundige Person heranziehen, um sich zu vergewissern, dass man vor dem gesuchten Heilkraut steht.

Diese ganz zierliche Weidenröschenart kann bis zu 80 Zentimeter hoch werden und hat sehr kleine blassrosa Blüten mit vier Kronblättern. Nach der Blüte bilden sich auf dem Weidenröschen bis zu 7 Zentimeter lange Kapselfrüchte, die meist flaumig behaart sind. Mit seinen Inhaltsstoffen hat das Kleinblütige Weidenröschen eine ganz hervorragende Wirkung auf die männliche Prostata (Vorsteherdrüse) und wird bei diesbezüglichen Beschwerden in der Medizin hoch geschätzt.

Kleinblütiges Weidenröschen
Epilobium parviflorum

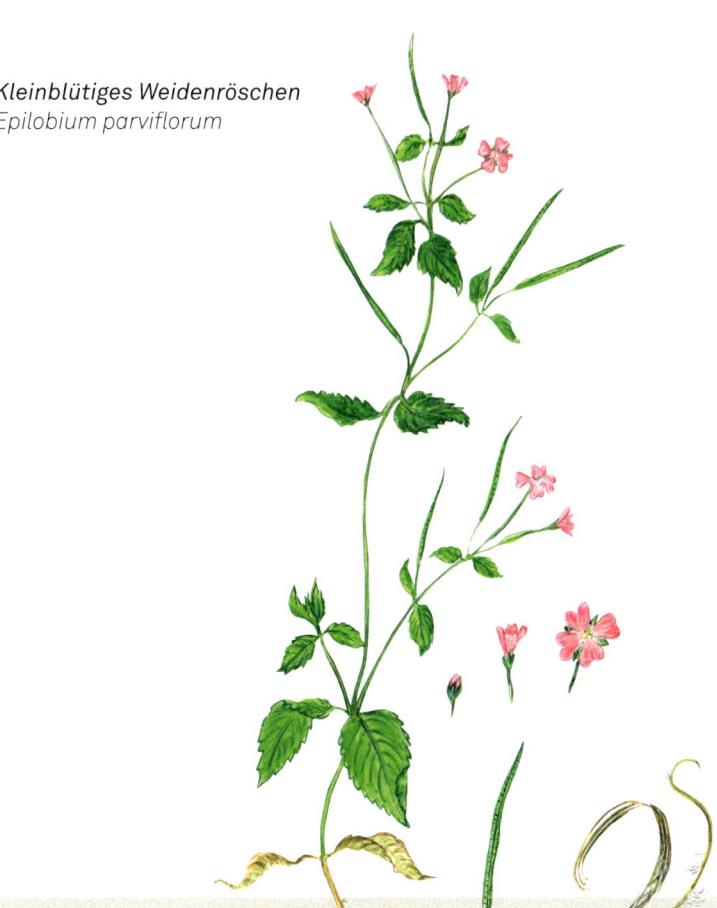

Gemüse für Niere und Blase:

Dazu nimmt man die drei Kräuter Weidenröschen, Vogelmiere und Melde, wäscht sie gründlich ab und gibt sie in kochendes Salzwasser. Das Ganze weichkochen, abseihen und ausdrücken. Im Anschluss hackt man die Pflanzenteile fein und fügt eine helle Einbrenn hinzu. Mit dem Sudwasser, das man mit Milch ergänzt, das Gemüse noch etwas nachkochen lassen. Diese gesundheitsfördernde Speise eignet sich gerade in den warmen Jahreszeiten vorzüglich, da man nach einem Gang durch die Natur die frisch geernteten Kräuter gleich direkt nach dem Nachhausekommen verwerten kann.

46 Vielschichtig und kraftvoll
Wieder einmal die Zwiebel verwenden

Die Pest war in den vergangenen Jahrhunderten die Krankheit, welche die betroffenen Städte und Dörfer am meisten in Angst und Schrecken versetzte. Noch heute stehen unzählige Denkmäler, die den Dank an Gott zum Ausdruck bringen sollten, da die Pest zu Ende war und die Leute nicht mehr fürchten mussten, dass erneut die Zahl ihrer Familienangehörigen verringert würde. Mit allen damals zur Verfügung stehenden Mitteln kämpfte man gegen den Schwarzen Tod an, der seinen schaurigen Mantel über ganz Europa ausbreitete.

Im Unwissen über den Erreger dieser Pandemie meinte man, die schlechte Luft würde die Pest begünstigen. Daher wurden in den Wohnungen zu Pestzeiten Zwiebeln aufgehängt, um die verdorbene Luft zu reinigen.

So falsch lag man mit dieser Annahme gar nicht. Denn das Liliengewächs Zwiebel (*Allium cepa*) hat in der Tat einen positiven Einfluss auf unsere Atemorgane. Die Inhaltsstoffe der tränenerregenden Zwiebel – hauptsächlich ätherisches Öl, Lauch- und Senf-Öl sowie Schwefelverbindungen und Vitamin C – stärken die Abwehrzellen unseres Körpers, senken den Blutdruck und machen gegen grippale Erkrankungen weitgehend immun. Zudem hat die Zwiebel einen fettsenkenden Einfluss auf unser Blut. Das häufige Verwenden von Zwiebeln hilft weiters dabei, der Bildung von Thrombosen vorzubeugen.

Auch bei Insektenstichen sollte man sofort eine Zwiebel zur Hand haben: Eine rohe Scheibe, auf die Einstichstelle aufgelegt, vermindert rasch Schwellung und Schmerz. Leider bleibt es uns bei alledem nicht erspart, die Zwiebel vor ihrer heilbringenden Anwendung zu zerkleinern …

Zwiebel
Allium cepa

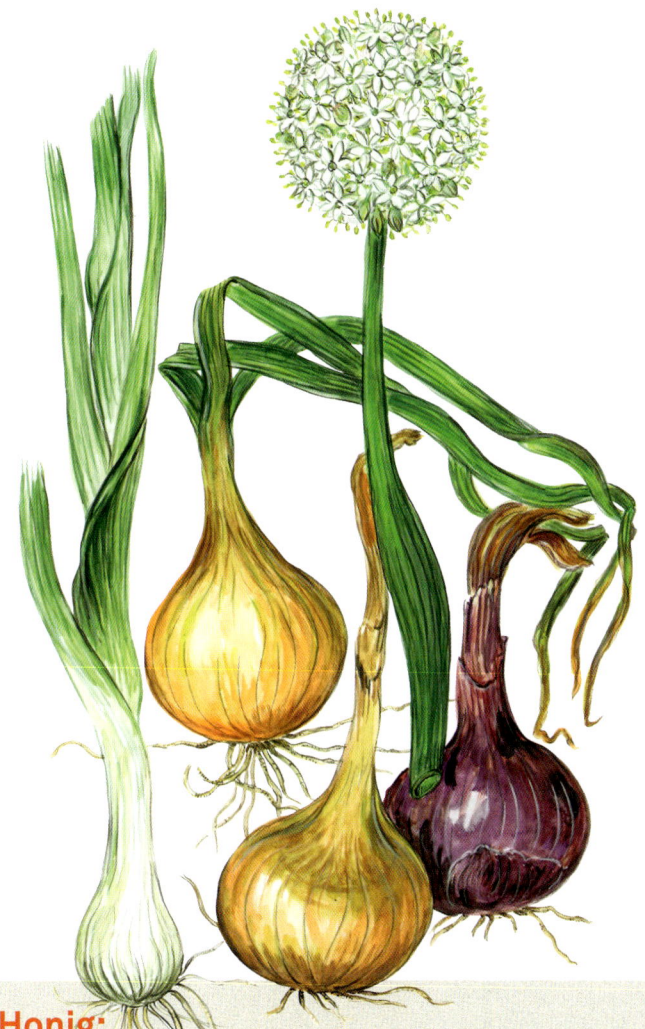

Zwiebel-Honig:

Leidet jemand unter Atembeklemmung, so nehme er 2 bis 3 Esslöffel frisch gepressten Zwiebelsaft und rühre ihn mit ebenso viel Honig ab. Danach stellt man das verschlossene Glas mit dem Gemisch in den Kühlschrank und konsumiert davon stündlich einen Teelöffel voll. Dabei behält man den Zwiebel-Honig noch eine Weile vor dem Schlucken im Mund, um die Schleimhäute bei der Erleichterung der Atmung mitwirken zu lassen.

47 Prominent und viel Verwandtschaft

Die Pfefferminze hilft bei Stress

Es gibt viele Arten von Minze. Das wusste schon der berühmte Abt Walahfrid Strabo von der Insel Reichenau, der im 9. Jahrhundert in seinem Gartengedicht »Hortulus« meinte, dass die vielen Arten dieses Krautes der Zahl der Fische gleichen würden, die sich im Roten Meer tummeln.

So ist eben die Pfefferminze (*Mentha piperita*) genau genommen ein Bastard aus anderen Minzen, der erstmals im Jahre 1696 von einem Engländer entdeckt und beschrieben wurde. Seitdem hat sie sich in den Gärten Europas durch bewusstes Kultivieren verbreitet, doch kann es auch vorkommen, dass die Pfefferminze verwildert.

In unserer Heimat begegnet man aber in der freien Natur eher einem Elternteil der Pfefferminze, und zwar der Bachminze (*Mentha aquatica*), die entsprechend ihrem Namen feuchte Standorte bevorzugt.

Die Stängel der Echten Pfefferminze sind vierkantig und rötlich angelaufen. Sie kann eine Höhe von 80 Zentimetern erreichen und ist an ihrem intensiven mentholartigen Geruch zu erkennen. Die Pfefferminze wirkt bei nervlich bedingten Magen- und Darmstörungen krampflösend und regt die Tätigkeit der Leber an. Sie besitzt auch schmerzlindernde und nervenstärkende Kräfte.

Wer Pfefferminz-Tee trinkt, soll ihn nicht über eine zu lange Zeit zu sich nehmen, sondern mit anderen Kräutern abwechseln. Dauernder Gebrauch von reiner Pfefferminze kann die an sich günstige Heilwirkung sonst ins Gegenteil umschlagen lassen. Bei niedrigem Blutdruck verzichte man ganz auf die Pfefferminze, da sie blutdrucksenkende Eigenschaft hat!

Pfefferminze
Mentha piperita

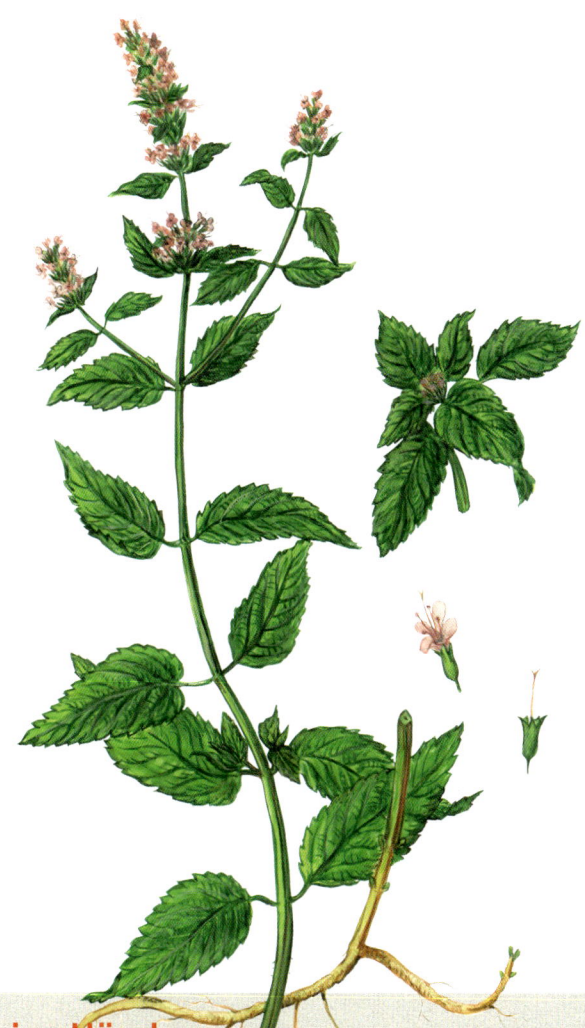

Schau auf deine Hände:

Wer etwas Gutes für seine Hände tun möchte, kann in der warmen Jahreszeit in den Garten gehen, ein paar Pfefferminzblätter frisch pflücken und mit den Fingern zerdrücken. Am besten verreibt man diese dann auf der Handfläche. Wer schwer gearbeitet hat, gibt 2 bis 3 Tropfen ätherisches Pfefferminz Öl auf 1 Esslöffel Olivenöl und kann damit auch im Winter die Hände pflegen, um Schmerzen zu lindern und die Haut weich zu machen.

48 Ein pflanzlicher Blutdruckregler
Das Hirtentäschel hat noch mehr zu bieten

Obwohl man das Hirtentäschel (*Capsella bursa-pastoris*) als Heilpflanze schon im Mittelalter verwendete, verhalf ihm erst der berühmte Pfarrer Sebastian Kneipp zu entsprechender Ehre.

Wir finden dieses Kreuzblütengewächs in ganz Europa. Die ein- bis mehrjährige Pflanze besitzt eine spindelförmige Wurzel und wird zwischen 30 und 40 Zentimeter hoch. Aus einer vielblättrigen Rosette erwächst der Blütenstand, der sich in eine langgezogene Fruchttraube verwandelt, an der wir dann die kleinen, verkehrt herzförmigen Schoten sehen, nach denen das Heilkraut benannt ist.

Als Standorte bevorzugt die Pflanze Wiesen, Wegränder, Erdhaufen und Gräben. Zudem liebt sie stark gedüngten Boden. Das blühende Kraut kann man normalerweise von April bis September ernten. Es wird im Schatten getrocknet und muss, nachdem es klein geschnitten wurde, lichtgeschützt aufbewahrt werden.

In der Volksheilkunde fand das Hirtentäschel schon seit langem bei Gicht, Gelbsucht sowie bei inneren und äußeren Blutungen seine Anwendung. Diese Heildroge wirkt in erster Linie gefäßverengend, gefäßverdichtend und eignet sich, wie erwähnt, als gutes Blutstillmittel.

Noch eine Eigenart hat dieses bescheidene Pflänzchen an sich – es regelt den Blutdruck, das heißt zu niedriger wird gehoben, der hohe Blutdruck hingegen gesenkt. Die Anwendungsdosis beträgt 3 Schalen Tee pro Tag, 3 Wochen lang, danach 1 Woche aussetzen und wiederholen.

Hirtentäschel
Capsella bursa-pastoris

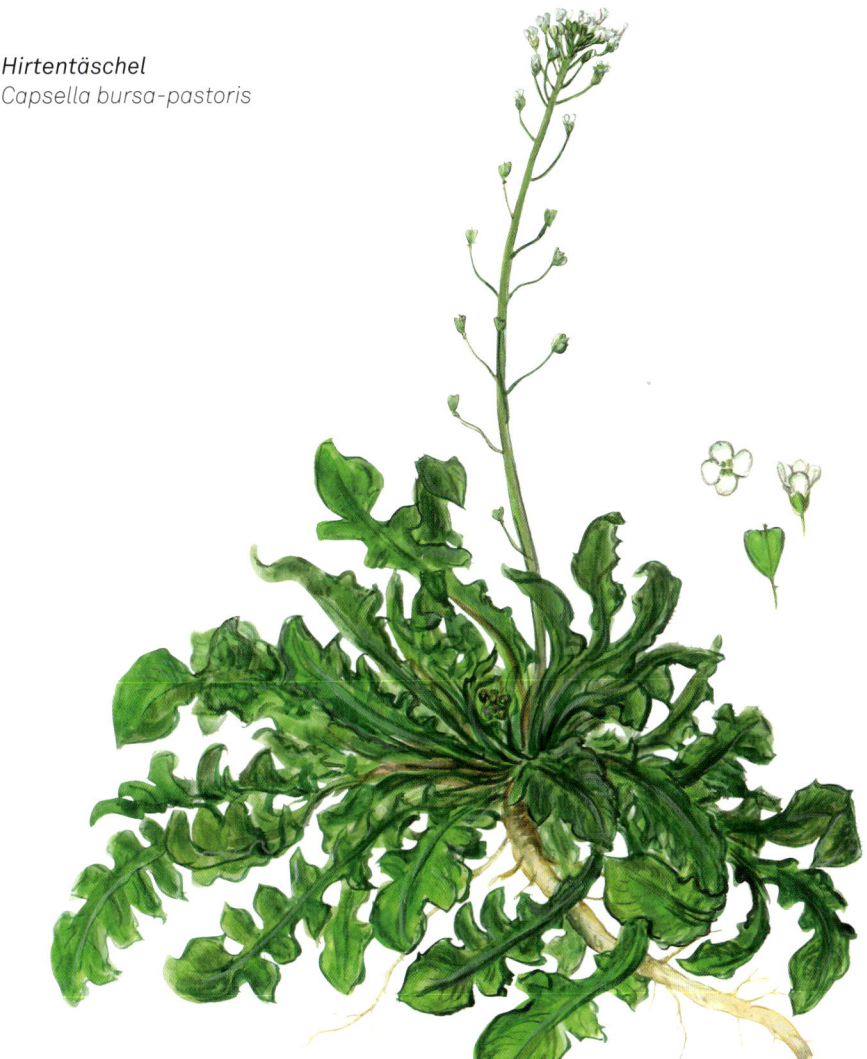

Ein Tipp für Jugendliche und Erwachsene:

Hirtentäschel-Tee kann bei Akne und Kupferfinne helfen. Dazu nimmt man 2 Teelöffel voll getrocknetes Hirtentäschelkraut und überbrüht dieses mit ¼ Liter kochendem Wasser, lässt es 15 Minuten zugedeckt ziehen und seiht den Tee dann ab. 6 Wochen lang früh und abends je eine Tasse davon trinken.

49 Die Mariendistel

Nicht gerade schmeichelnd, aber wirksam

Wer würde sich in nasskalten Zeiten keinen sonnigen und windgeschützten Aufenthaltsort wünschen? Es sind genau jene Bedingungen, die auch das agrarisch genutzte Gewächs Mariendistel *(Silybum marianum)* bevorzugt, um Wurzeln schlagen und wachsen zu können.

Botanisch betrachtet, zählt die dornige Blume zu den Korbblütlern. Ihre ursprüngliche Heimat sind die Mittelmeerregionen. In unseren Breiten wird die Mariendistel auf Feldern kultiviert und kann, sofern sie einmal in den mitteleuropäischen Fluren Fuß gefasst hat, in beachtlichen Kolonien auftreten.

Die Leber ist erster Adressat ihrer heilsamen Wirkstoffe, die sowohl aus den Fruchtsamen als auch aus dem blühenden Distelkraut gewonnen werden. Es mutet mehr als gewagt an, wenn man erfährt, dass selbst die Blätter der Distel zu einem schmackhaften Gemüse verkocht werden können. Doch leuchtet es sicherlich ein, zuvor die Dornen zu entfernen, bevor das gefleckte Grün kulinarisch verarbeitet wird.

Aber zurück zu den Samen: Sie stehen uns zu Diensten mit ihrer galletreibenden und leberschützenden Wirkung. Bei alldem, was sich bei einem jeden von uns im reellen und übertragenen Sinn auf die Leber und die Galle schlägt, sollten wir gerade an der Mariendistel nicht achtlos vorübergehen.

Mariendistel
Silybum marianum

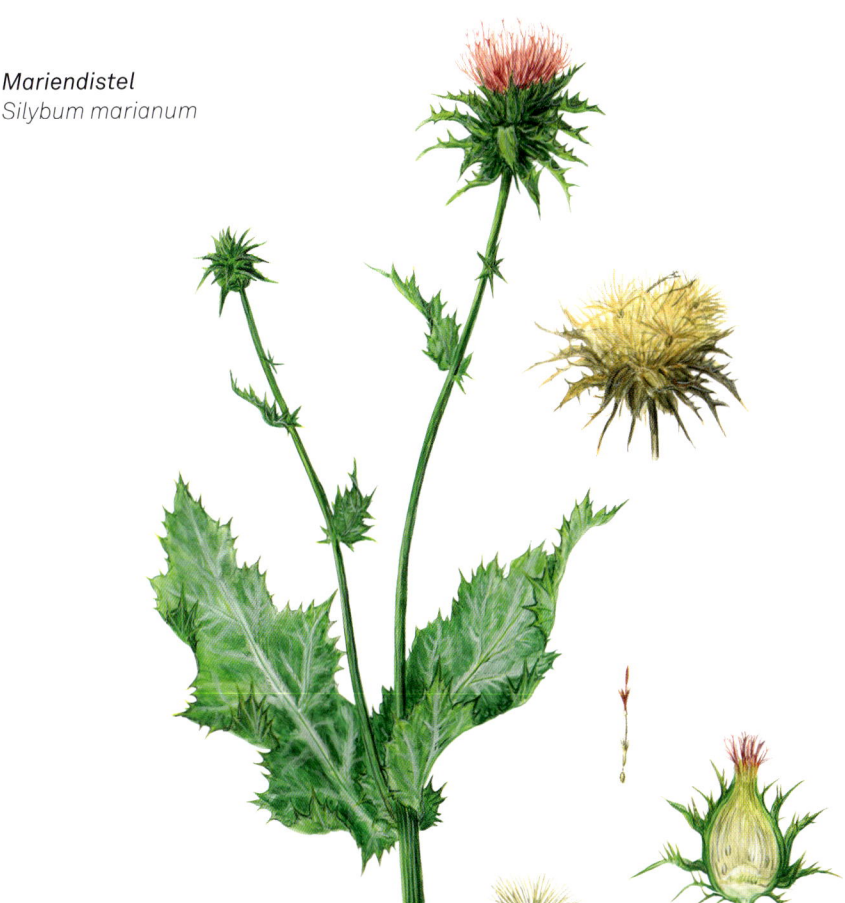

Linderung bei Gallenblasenentzündung:

Zur Erleichterung der Schmerzen kann ein Tee mit folgenden Heilkräutern empfohlen werden: 3 Teile Mariendistelsamen, 2 Teile Johanniskraut und 1 Teil Pfefferminze. Die Mariendistelsamen müssen aber vor der Teezubereitung im Mörser zerstampft werden. 2 Teelöffel von dieser Mischung übergießt man mit ¼ Liter kochendem Wasser. 15 Minuten zugedeckt ziehen lassen und abseihen. 3 Wochen lang trinke man täglich jeweils eine Schale eine halbe Stunde vor den Mahlzeiten und zusätzlich noch eine weitere am Abend eine Stunde vor dem Schlafengehen.

50 Das »Silber des Westens«
Die Krenwurzel hat viel Kraft

Die Medizin samt den Heilkräutern aus dem Fernen Osten löst bei uns Europäern eine geradezu magische Faszination aus. Bei allem Respekt vor den wertvollen Wegen zur Gesundung setze ich aber gern ein Fragezeichen hinter diese Erscheinung. Ich denke dabei an Kräuterpfarrer Weidinger, der mit seiner reichen Erfahrung aus den Jahren seines China-Aufenthaltes in der Naturheilkunde in erster Linie auf das hinwies, was vor unserer Haustür wächst bzw. an jedem Würstelstand zum Einsatz kommt. An dieser Stelle meine ich ganz konkret den Kren.

Die Pflanze erhielt den wissenschaftlichen Namen *Armoracia lapathifolia*. Sie zählt zu den Kreuzblütengewächsen und bildet große, langstielige Blätter aus. Rispenartig trägt sie im Sommer weiße Blüten. Das Wertvolle des Krens liegt unter der Erde. Sein walzenförmiger, ein- bis vielköpfiger Wurzelstock hat es in sich! Sobald man ihn reibt oder kostet, bekommt man die Folgen seines scharfen und im wahrsten Sinne des Wortes reizenden Geschmacks zu spüren. Kaum jemandem bleiben da die Tränen erspart. Durch ihre Inhaltsstoffe, die von Vitamin C bis Schwefel reichen, ist die Krenwurzel ein natürliches Antibiotikum und verdient daher den Ehrentitel »Silber des Westens«.

Der Saft, der aus dem Meerrettich – wie der Kren in deutschsprachigen Gebieten außerhalb Österreichs heißt – gewonnen wird, belebt die Schleimhäute des Magens und des ganzen Verdauungsapparates.

Kren
Armoracia lapathifolia

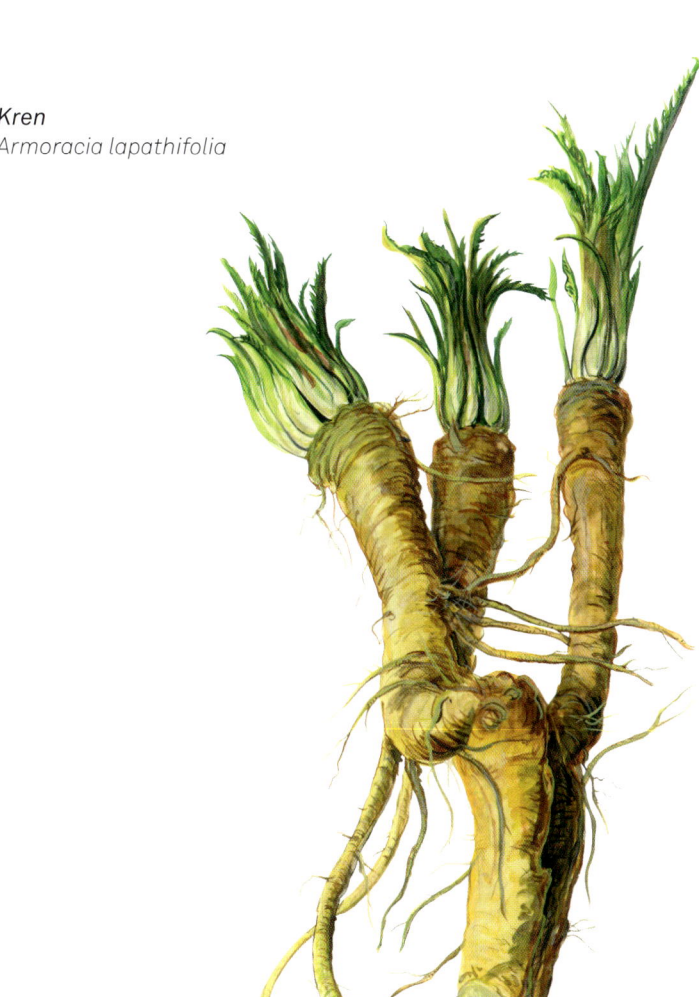

Gesunde Tipps:

Krensaft mit Honig vermischt und mäßig eingenommen (einige Teelöffel voll über den Tag verteilt), kann Asthmaanfälle mindern. Bei starken Kopfschmerzen reibe man sich den Nacken 3-mal täglich mit einem Gemisch von ein paar Tropfen Olivenöl und frisch gepresstem Krensaft ein. Das verschafft bald wohltuende Linderung.

51 Am Boden bleiben
Die Käsepappel macht es uns vor

Unser aller Gedächtnis erweist sich, wenn man es genau betrachtet, als Schatzkiste. Viele Momentaufnahmen meiner unbeschwerten Kindheit verbinde ich oft mit ganz bestimmten Pflanzen.

An den Weg- und Beeträndern wächst gottlob auch heute noch eine niedrige Malvenart, die allgemein als Käsepappel bezeichnet wird. Die Rede ist von der Kleinen Käsepappel (*Malva neglecta*), die eher niedrig am Boden wächst. Als ihre nächste Verwandte gilt die Große Käsepappel (*Malva silvestris*), die ganz einfach auch Wilde Malve genannt wird.

Die grünen Früchte dieser beiden Malvengewächse stellen auf manchen Expeditionen in die Natur eine Delikatesse für mich dar. Aufgrund ihrer Form hat mir meine Mutter die alte Bezeichnung »Brotlaib« für diese kleine Mahlzeit am Wegrand mitgegeben.

Die Käsepappel beinhaltet Schleimstoffe, Vitamin B und C sowie Gerbstoffe. Wie alle Malven erweist sich auch die Käsepappel als wertvoll, wenn die Atemwege unter einer Entzündung leiden. Zudem kann man die Käsepappel verwenden, wenn der Magen oder der Darm nicht so recht funktionieren wollen.

Das Sammelgut der Käsepappel sind sowohl die Wurzeln als auch die Blüten und die Blätter des frischen Krautes. Letztere werden an ganz sonnigen Tagen geerntet und daheim auf einer sauberen Unterlage aus Packpapier oder Leinen zum Trocknen ausgebreitet.

Käsepappel
Malva neglecta

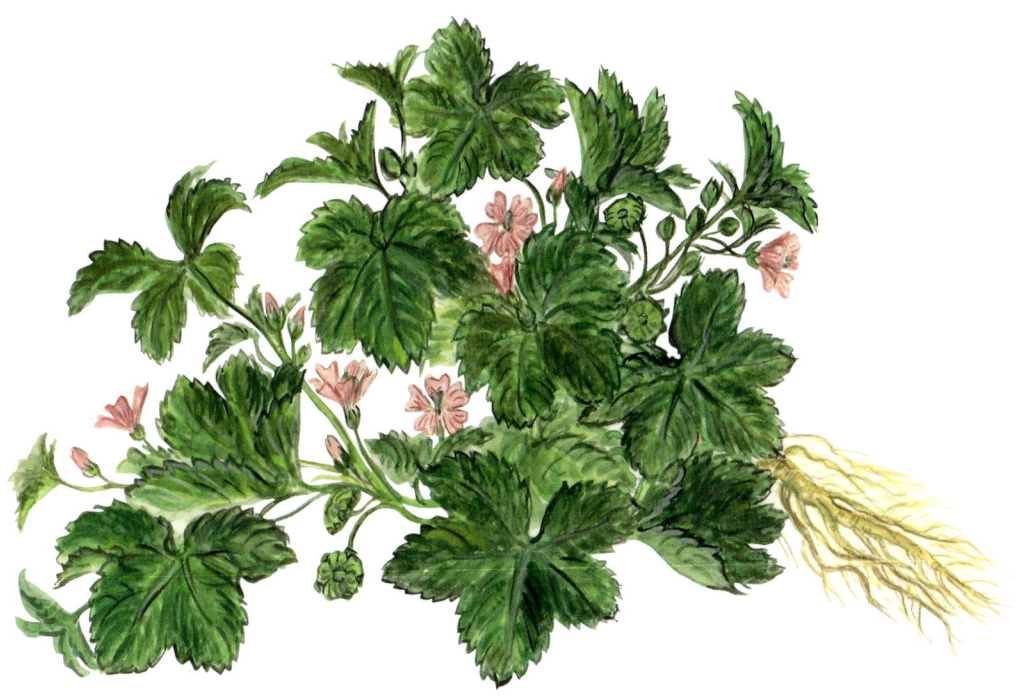

Käsepappel-Tee im Kaltansatz:

Will man die schleimlösende Wirkung des Käsepappelkrautes bei einer Erkältung nützen, so darf die getrocknete Droge niemals mit heißem Wasser übergossen werden. Man nimmt besser 2 gehäufte Teelöffel von zerkleinerten Blättern und Blüten der Käsepappel, gibt sie in ¼ Liter Leitungswasser und lässt sie 2 bis 10 Stunden lang stehen. Hin und wieder umrühren. Zuletzt seiht man den Ansatz ab und erwärmt ihn auf circa 35° C. Bei beginnender Grippe, bei Erkältung und Husten kann man täglich bis zu 4 Schalen Käsepappel-Tee trinken.

52 Am ganzen Körper behaart
Der Beinwell ist aber kein Macho

Die meisten von uns werden sich an die 2012 tragisch verstorbene Chanson-Sängerin Margot Werner und ihr bekanntestes Lied erinnern: »So ein Mann, so ein Mann zieht mich unwahrscheinlich an; dieser Wuchs, diese Kraft, weckt in mir die Leidenschaft …« Seit 1977 ist dieser Song die geheime Hymne des angeblich stärkeren Geschlechts.

Mittlerweile tritt der Mann auch in der Werbung medial in den Vordergrund. Als Folge der Emanzipation muss er in vielen Fällen möglichst viel Haut präsentieren. In der Frauenwelt sind wie überall sonst die Geschmäcker verschieden. Die einen mögen's gern glatt rasiert und zusätzlich eingeölt, die anderen ziehen die natürliche Beschaffenheit der männlichen Haut samt den dazuzählenden Haarpartien vor.

Gestatten Sie mir einen Schwenk ins Pflanzenreich. Hier finden wir maskulin anmutende Vertreter, die von der botanischen Klassifizierung als Raublattgewächse bezeichnet werden. Stellvertretend dafür steht der Beinwell *(Symphytum officinale)*, der auf allen grünen Pflanzenteilen mit borstigen Haaren überzogen ist. In den Wiesen und an den Böschungen tritt dieses Gewächs in der warmen Jahreszeit auf. Mit seinen glockenähnlichen purpurnen Blüten lockt es vor allem Hummeln an, die mit ihren langen Rüsseln an die Nektartropfen herankommen.

Seit langem wird der Beinwell in der Naturheilkunde geschätzt. Die Wurzel, auch Wallwurz oder Schwarzwurz genannt, enthält viel Allantoin und wurde früher als Salbe oder Breiauflage bei Knochenbrüchen, Zerrungen, Verstauchungen, Prellungen und schwer heilenden Wunden angewandt. Heute stellt die Pharmazie die Beinwell-Salbe mit einer eigens dafür gezüchteten Sorte her.

Dieses Kraut hat auch seinen Nutzen für die Gemüsepflege im Garten.

Beinwell
Symphytum officinale

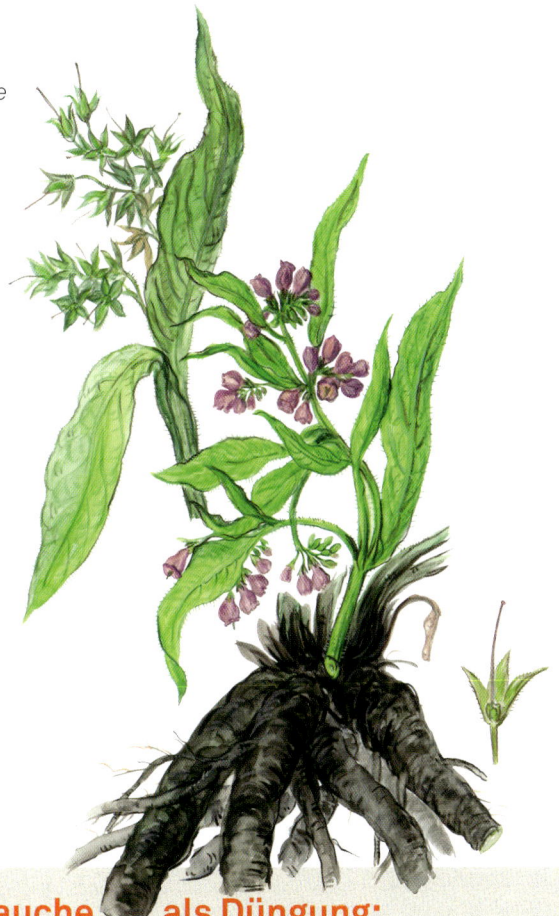

Beinwell-Jauche als Düngung:

Für deren Zubereitung benötigt man circa 1 Kilogramm frische, zerschnittene Beinwelltriebe, die mit 10 Liter Wasser in einem offenen Behälter 2 bis 3 Wochen angesetzt werden. Täglich einmal mit einem Stock umrühren und zur Geruchsbindung ab und zu eine Handvoll Steinmehl auf die Oberfläche streuen. Nachdem die entstehende Jauche aufgehört hat zu schäumen und sich alle Pflanzenteile am Boden abgesetzt haben, wird die fertige Beinwell-Jauche im Verhältnis 1:10 mit Wasser verdünnt. Damit gießt man den Wurzelbereich von Paradeisern, Zeller und Kraut, die dem Boden viel abverlangen.

53 Steinfrucht und Scheinfrucht
Der Feigenbaum trägt beides in einem

Modetrends gibt es keineswegs nur bei Wäsche und Automobilen. Wer sich schon einmal in den verschiedenen Garten-Centern umgesehen hat, weiß um die vielen Angebote, die eine möglichst große Schar von Abnehmern anlocken sollen, um nach den vorgefundenen Vorgaben den Bereich vor den eigenen Fenstern zu gestalten.

Gar manch exotische Frucht wird zurzeit an geschützten Stellen gezogen, von der vor ein paar Jahrzehnten noch kaum jemand etwas gewusst hat. So kam es, dass die bereits seit langem käuflich zu erwerbenden Feigen nicht bloß in getrocknetem Zustand zu haben sind, heutzutage kann man sich einen Feigenbaum ebenso im Garten oder in der Topfkultur zulegen. Ich selbst habe vor Jahren ein solches Exemplar geschenkt bekommen, das die sibirischen Winter des Waldviertels im geschützten Kreuzgang des Klosters überdauert. Mit gutem Glück konnte ich bereits ein paar essbare Früchte ernten und verzehren.

Sieht man sich diese köstlichen Boten des Südens genauer an, erkennt man, dass im Inneren der Feigen viele kleine Körner zusammen mit dem rötlich gefärbten Fruchtfleisch den ganzen Fruchtkörper bilden. Es sind wirklich viele kleine weibliche Steinfrüchte zu einer großen Scheinfrucht vereinigt. Dieses Phänomen kennen wir ebenfalls bei heimischen Pflanzen. Zu erwähnen wären hier Erdbeeren, Brombeeren und Himbeeren.

Übrigens zählt der Feigenbaum (*Ficus carica*) zur Familie der Maulbeergewächse. Die eigentlichen Maulbeeren selber sind auch ein Beispiel für Scheinfrüchte.

Feige
Ficus carica

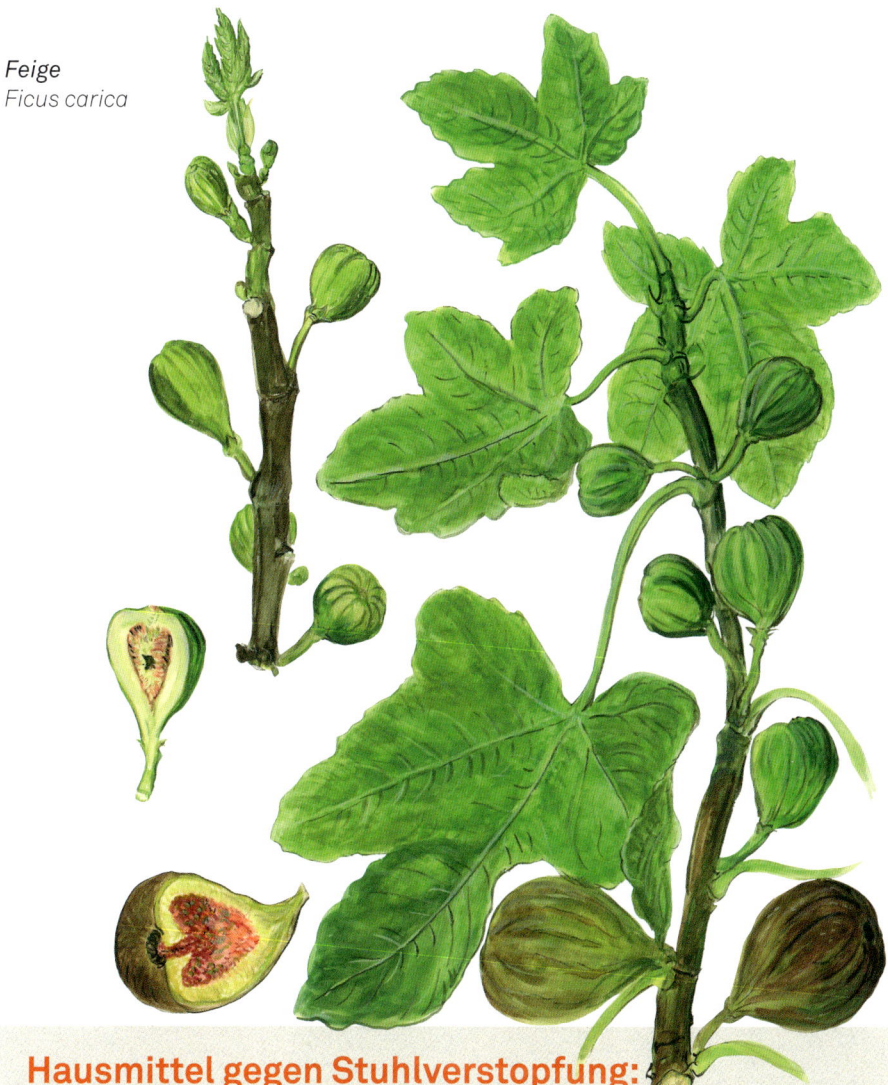

Hausmittel gegen Stuhlverstopfung:

Am Morgen kann man ungefähr 100 Gramm getrocknete Feigen für die Abendmahlzeit in Wasser einweichen. Durch ihren Verzehr wird der Darm angeregt und die Peristaltik erneut auf Touren gebracht. Gleichzeitig gelangen wertvolle Mineralstoffe über die Verdauung in den Blutkreislauf, der diese wiederum zu den benötigten Stellen und Organen transportiert.

54 Rauf auf die Alm
Den Gelben Enzian entdecken

Wie oft täuschen sich die Feinspitze, die sich den angenehm bitter schmeckenden Enzianschnaps hinter die Rippen kippen und fest davon überzeugt sind, dass es sich hierbei um ein Produkt aus kleinen blauen Blüten handelt, die bei gutem Glück auf Almwiesen anzutreffen sind. Weit gefehlt!

Wer die Berge zu Fuß erwandert, kommt bald über der Baumgrenze auf die würzig duftenden Almwiesen. Am Wegrand stehen dann meterhohe Pflanzen, die schön angeordnete handtellerartige Blätter tragen. Ihre leuchtend gelben Blüten sind in Quirlen vereinigt und wachsen aus den Blattachseln. Die Blütezeit des Gelben Enzians *(Gentiana lutea)* erstreckt sich von Juli bis Anfang September. Der heilkräftige Pflanzenteil dieses wertvollen Enziangewächses ist die mächtig ausgebildete Wurzel, sie kann 40 bis 60 Jahre alt, armdick und meterlang werden.

Diese wirksame Wurzel wird entweder im Frühjahr oder im Herbst geerntet und getrocknet, um sie für verschiedenste Anwendungen parat zu haben. Da der Gelbe Enzian aber zu den geschützten Pflanzen zählt, sollte darauf geachtet werden, dass man für den eigenen Gebrauch nur kultivierte Individuen verwendet.

Dieses edle Gewächs gedeiht auch auf kalkhaltiger Erde, zum Beispiel im Steingarten. In seinem natürlichen Habitat stellt es keinerlei Ansprüche an den Boden bzw. an das darunterliegende Gestein.

In der Überlieferung der Naturheilkunde kennt man den Gelben Enzian als ein vielfach erprobtes Mittel bei Blutarmut, gegen Herz- und Nervenschwäche und als Hilfe bei Fieberkrankheiten.

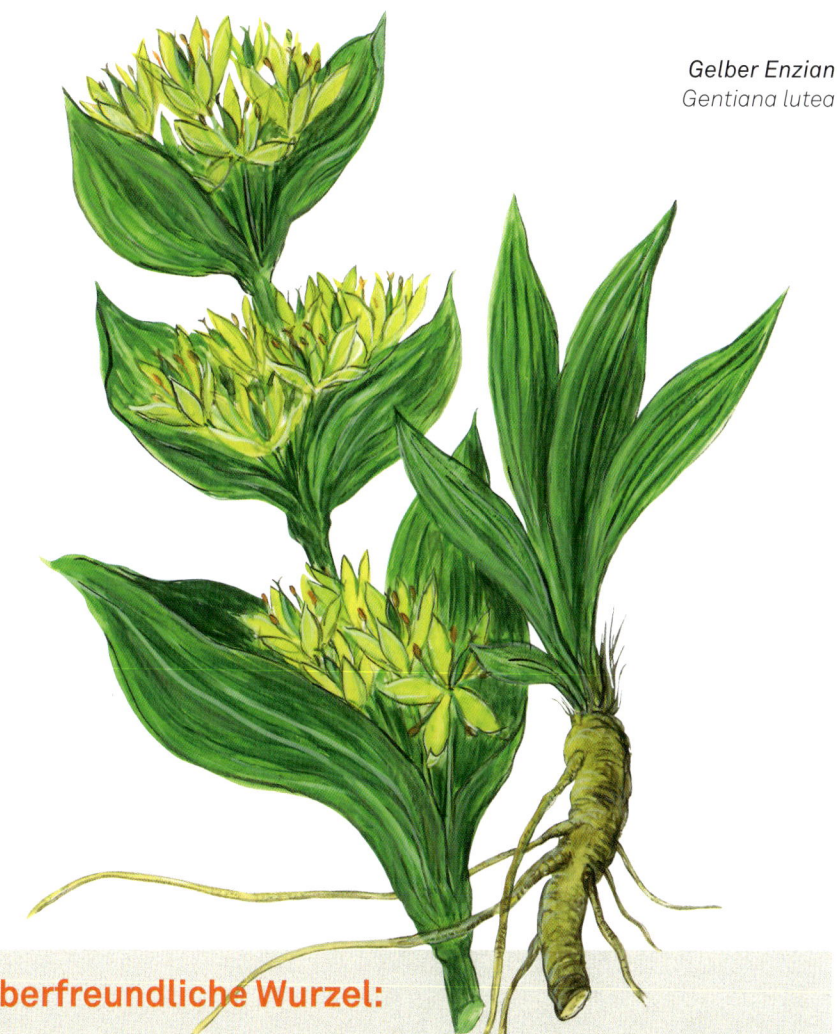

Gelber Enzian
Gentiana lutea

Leberfreundliche Wurzel:

Um die Leber bei der Ausscheidung schlechter Stoffe zu unterstützen, kann man diesem wichtigen Organ mit einem Enzian-Tee auf die Sprünge helfen. Es sei aber gleich vorweg gesagt, dass der Tee sehr bitter schmeckt! Dazu setzt man 1½ Teelöffel zerkleinerte Enzianwurzel in ¼ Liter Wasser über Nacht an und kocht den Ansatz morgens kurz auf. Anschließend 10 Minuten ziehen lassen, abseihen und in kleinen Schlucken einnehmen. Die Bitterstoffe tun dann ihre Wirkung.

55 Unbeliebt und trotzdem heilsam
Die Brombeere verschafft sich Respekt

In den lichten Wäldern meiner Waldviertler Heimat sind Brombeeren keine Seltenheit. So manch gute Hose und feste Jacke musste schon daran glauben, wenn ich, die stacheligen Triebe der Brombeeren nicht achtend, quer durchs Gehölz meinen Weg einschlug. Da sind mir die fruchttragenden Rosengewächse weitaus lieber, wenn sie am Feldrain – so es ihn noch gibt – wachsen und in der Sonne im Herbst ihre tiefblauen Beeren feilbieten.

Die Brombeere (*Rubus fruticosus*) ist eigentlich eine Kletterpflanze, die kalkarme und mäßig feuchte Böden als Standort bevorzugt.

In der Naturheilkunde aller Zeiten hat diese kratzbürstige Heildroge ihre Bedeutung. Dabei fällt das Augenmerk weniger auf die köstlichen und vitaminreichen Beeren als vielmehr auf die Blätter des Gewächses.

Schon der antike Mediziner Dioskurides kennt einen Tee aus Brombeertrieben, der hilft, Durchfall und zu starke Monatsblutungen zu mindern. Die Blätter der Brombeeren enthalten Flavonoide, Gerbstoffe und sogar ein wenig Vitamin C.

Die Beeren selbst eignen sich bestens zum rohen Verzehr, auch zum Herstellen einer köstlichen Marmelade sowie zum Entsaften, und entschädigen so das mühsame, schmerzverbundene Pflücken der Früchte.

Brombeere
Rubus fruticosus

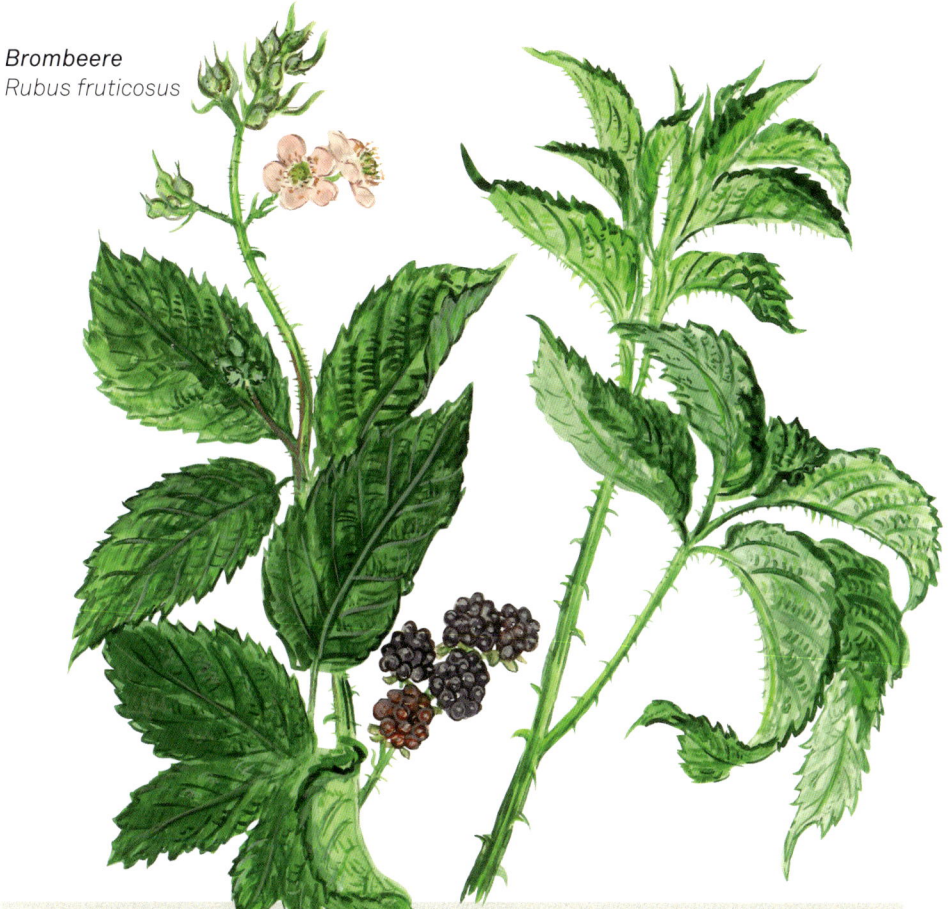

Brombeerblätter-Bad:

Man benötigt dazu getrocknete junge und zarte Blätter der Brombeere, die im Frühjahr oder Sommer gesammelt und vorsichtig getrocknet werden. Ein Menge von 150 Gramm, die man vorher gut zerkleinert hat, gibt man in 3 Liter kochendes Wasser und lässt sie kurz aufwallen. Danach von der Herdplatte wegstellen, noch zugedeckt eine halbe Stunde ziehen lassen und letztlich durch ein großes Sieb ins Badewasser gießen. Die Badedauer sollte 15 Minuten betragen. Diese wohltuende Anwendung wirkt sich auf die Haut zusammenziehend und außerdem keim- und pilztötend aus.

56 Genießen, stärken und heilen
Die heilige Hildegard und der Knoblauch

Hildegard von Bingen war eine außergewöhnliche Frau. Wenn wir uns im Geiste kurz ins Mittelalter versetzen, staunen wir auch heute noch darüber, dass diese charismatische Äbtissin des Öfteren ihre Klostermauern hinter sich ließ, um den Menschen in den Städten und rund um die Klöster ihrer Heimat zu predigen. Es war ihr ein Herzensanliegen, ihre Zeitgenossen näher und bewusster an Gott heranzuführen. Diese begabte Benediktinerin konnte unmöglich über das schweigen, was sie in einer tief bewegenden Vision gesehen hatte. Wie dringend würden wir die heilige Hildegard in unserer medialen Welt doch brauchen!

Aber kommen wir zum Knoblauch (*Allium sativum*). Die unerschrockene Nonne empfiehlt dieses Lauchgewächs ohne Einschränkung. So sollen ihn gerade auch gesunde Menschen zu sich nehmen, um derart ihre leibliche und geistige Vitalität zu festigen. Denn nur, wenn die Adern ungehindert das Blut zum Kopf und zu den Gliedmaßen transportieren können, bleibt die Agilität konstant. Vor allem roh genossen, liefert der Knoblauch dem Körper seine erstklassigen Wirkstoffe und Vitamine. Laut Hildegard von Bingen ist er ebenso für die Augen sehr hilfreich.

Knoblauch
Allium sativum

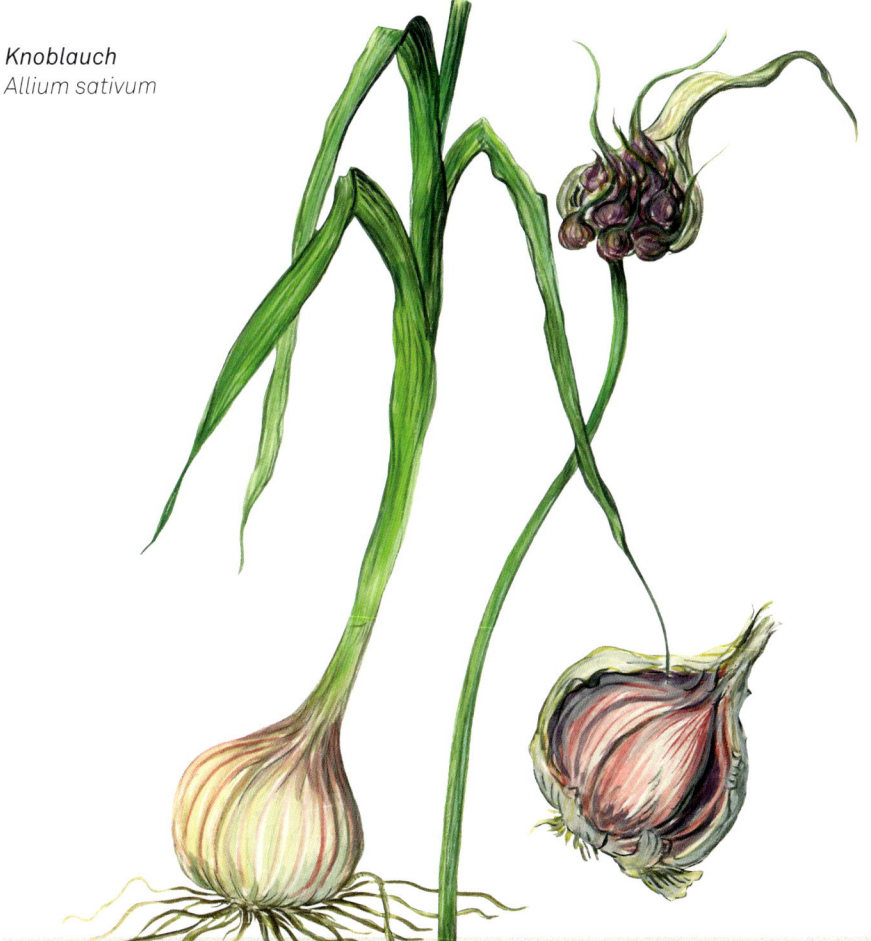

Knoblauchsaft dient nicht nur älteren Menschen:

Aus den im Herbst geernteten Knoblauchzwiebeln, die im biologischen Anbau gezogen wurden, gewinnt man den wertvollen und inhaltsstoffreichen Knoblauchsaft. Wenn man täglich davon 3-mal 15 Tropfen zu sich nimmt, normalisiert sich der altersbedingt oft hohe Blutdruck. Zugleich profitieren die Darmflora und die Durchblutung des Gehirns enorm von dieser Anwendung. Eine Kur sollte 3 Wochen dauern. Nach 3 bis 4 Wochen Pausieren wieder fortsetzen.

57 Augenaufschlag auf prächtigen Blüten

Mit Phantasie den Augentrost betrachten

Wie lange können Sie, liebe Leserin, lieber Leser dieser Zeilen, es aushalten, Ihrem Gegenüber ins Auge zu blicken? Sie können es ruhig einmal zusammen mit Menschen Ihres Vertrauens austesten.

Eine weit weniger anstrengende Übung ist es, in der Natur auf die Suche nach dem Augentrost (*Euphrasia officinalis*) zu gehen. Hat man dieses äußerst schmucke Blümlein erspäht, kann man an den geöffneten Blüten mit ein wenig Vorstellungskraft durchaus die Umrisse eines Auges samt Lidern erkennen. Dieses Signum (= Zeichen) des kleinen Gewächses aus der Familie der Sommerwurzgewächse nahm man in der Volksheilkunde vergangener Jahrhunderte zum Anlass, um bei den verschiedensten Erkrankungen des menschlichen Auges den Augentrost zur Linderung heranzuziehen. Es war kein Geringerer als Pfarrer Sebastian Kneipp, der eine Rückbesinnung auf das zwischenzeitlich vergessene Heilkraut herbeiführte.

In der homöopathischen Medizin genoss der Augentrost ebenfalls bald einen hohen Stellenwert. Als Wirkstoffe des Krautes seien an dieser Stelle Gerbstoffe, ätherische Öle, Bitterstoffe, Cumarin, Rutin, Aucubin und die Euphrastansäure angeführt.

Wer den Augentrost im Garten ansiedeln möchte, sollte bedenken, dass der ideale Standort für diese Pflanze der Steingarten ist. Als Halbschmarotzer braucht er verschiedene niedrige und robuste Grassorten in seiner Nähe, um gut gedeihen zu können.

So sehr die heilende Kraft des Augentrostes für die Sehorgane reserviert zu sein scheint, kann diese Droge mit Bedacht auch dafür verwendet werden, um die Schleimhäute des Körpers zu schützen.

Augentrost
Euphrasia officinalis

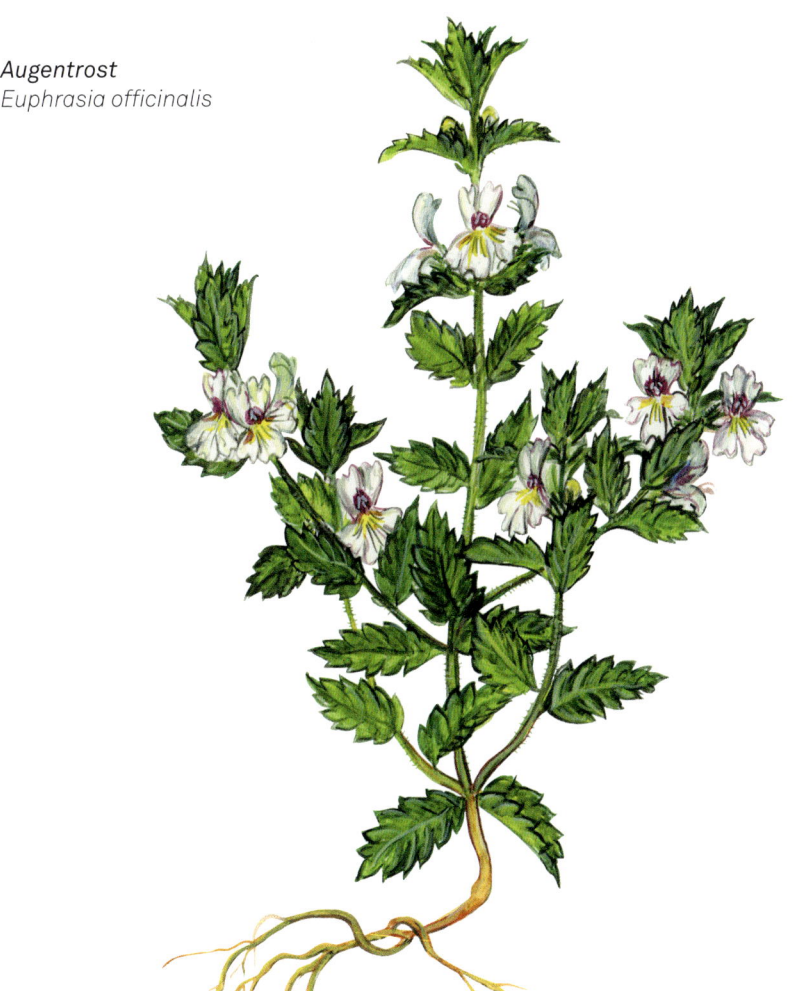

Reizungen der Schleimhäute besänftigen:

Augentrost-Tee soll man bei innerer Anwendung möglichst sparsam dosieren. Für einen Aufguss mit ¼ Liter kochendem Wasser nimmt man nur 1½ Teelöffel voll des getrockneten Krautes. 15 Minuten zugedeckt ziehen lassen, abseihen und schluckweise trinken. Vor allem bei Entzündungen der Mund- und Rachenschleimhäute zu empfehlen, desgleichen bei gereizter Magenschleimhaut.

58 Nicht auf die verschriebene Kur warten

Zu den Weintrauben greifen

Gerne denke ich an meine Schulzeit zurück. Es war eine sehr schöne Zeit, die ich als Gymnasiast in Hollabrunn verbringen durfte. Außerhalb der Unterrichtsstunden in der Schule genoss ich auch im erzbischöflichen Knabenseminar eine gute und anspruchsvolle Erziehung samt Herzensbildung.

Im Herbst gehörte es im Weinviertel einfach dazu, dass meine Mitschüler von ihren Elternhäusern über und über mit Weintrauben versorgt wurden. Das brachte mich als Waldviertler jedes Mal zum Staunen, und ich wusste die reiche Lese durchaus zu schätzen, da für mich auch jeweils etwas abfiel.

Heute erkenne ich im Nachhinein außerdem noch den gesundheitlichen Wert, den eine solche »fruchtige Jause« mit sich bringt. Nicht nur, dass dem Organismus dadurch ein gutes Maß an Vitaminen und Mineralstoffen zugeführt wird, sondern sie versorgt den Verdauungstrakt gleichzeitig mit den so notwendigen Ballaststoffen, besser gesagt Vitalstoffen.

Wohnt man in einem Weinbaugebiet oder darf man dort zu Gast sein, wird man Jahr für Jahr daran erinnert, wie wertvoll das Obst ist, das man direkt vor seiner eigenen Haustür bzw. auf den eigenen Fluren heranwachsen sieht. Wie schade, dass viele nicht zu wissen scheinen, welcher Wert auf unseren Bäumen und Rebstöcken hängt. Wer also an frische einheimische Trauben herankommt, möge doch die Gelegenheit nutzen, um den Körper und die Sinne zu stärken. Vor jedem Genuss von Weinbeeren sollte man diese natürlich mit lauwarmem Wasser gut abspülen.

Weintraube
Vitis vinifera

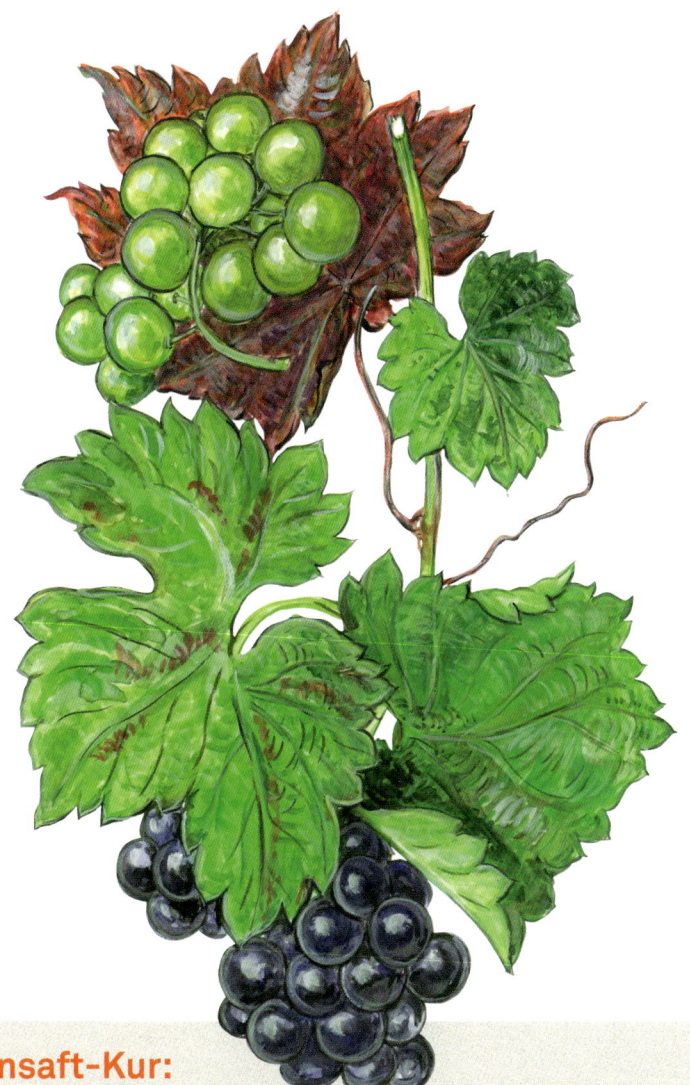

Traubensaft-Kur:

Die leidige Arterienverkalkung stellt ein Thema dar, mit dem viele unserer Zeitgenossen konfrontiert werden. Diesem Übel kann man mit Traubensaft begegnen. 6 Wochen lang trinkt man am besten 3-mal täglich je ⅛ Liter davon. Gleichzeitig wäre einsichtigerweise jeder Genuss von Alkohol und Nikotin, aber auch von Bohnenkaffee zu meiden. Diese Kur kann man bis zu 4-mal im Jahr wiederholen.

59 Ein Kloster, ein Kraut und ein Likör

Der Ysop hilft Augen und Rachen

Das Mutterkloster des Kartäuserordens, La Grande Chartreuse, liegt abgelegen in einem Tal in der Nähe von Grenoble in Frankreich. Für Touristen ist es unmöglich, das Innere des Klosters zu besichtigen, da sonst die geistliche Ruhe an diesem Ort zerstört werden würde. So kommt es, dass dieses imposante Bauwerk eine genauso geheimnisumwitterte Aura besitzt wie der berühmte Likör Chartreuse, der eng mit den Mönchen im weißen Gewande verbunden wird. Das Rezept des geschätzten Digestifs hat das Kloster streng gehütet und von Generation zu Generation weitergegeben. Mit großer Wahrscheinlichkeit wird auch der Ysop (*Hyssopus officinalis*) für die Erzeugung des alkoholischen Kräutergetränkes herangezogen. Dieser Lippenblütler ist ein Kind der Sonne und schlug einst in Südeuropa seine Wurzeln. Sein heiteres Gemüt hat er mitgenommen, als ihn die Mönche des Mittelalters weiter im Norden anpflanzten, so dass er sich heute ebenso bei uns in den Gärten hoher Beliebtheit erfreut.

Wie die Menschen des Südens eine große Gelassenheit ausstrahlen, tut auch das Ysopkraut das Seine, damit sich verkrampfte Zustände lösen und sich im Körper eine geregelte Harnabgabe einstellt. Die Erfahrung der Naturheilkunde weiß zudem, dass bei trockenem Husten mithilfe des Ysops hartnäckiger Schleim besser abgehustet werden kann.

Ja, die Gelassenheit ist eine Tugend, die heutzutage mit Befremden beäugt wird. Denn im Laufrad des Profits und der ständigen Änderung von Technik und Mode zählt schließlich nur die Leistung. Kein Wunder, wenn die Menschen krank werden. Man muss nicht unbedingt einen Chartreuse in der Hausbar stehen haben, um das zu erkennen. Aber den Ysop darf man ruhig zur Heilung von Körper und Seele verwenden.

Ysop
Hyssopus officinalis

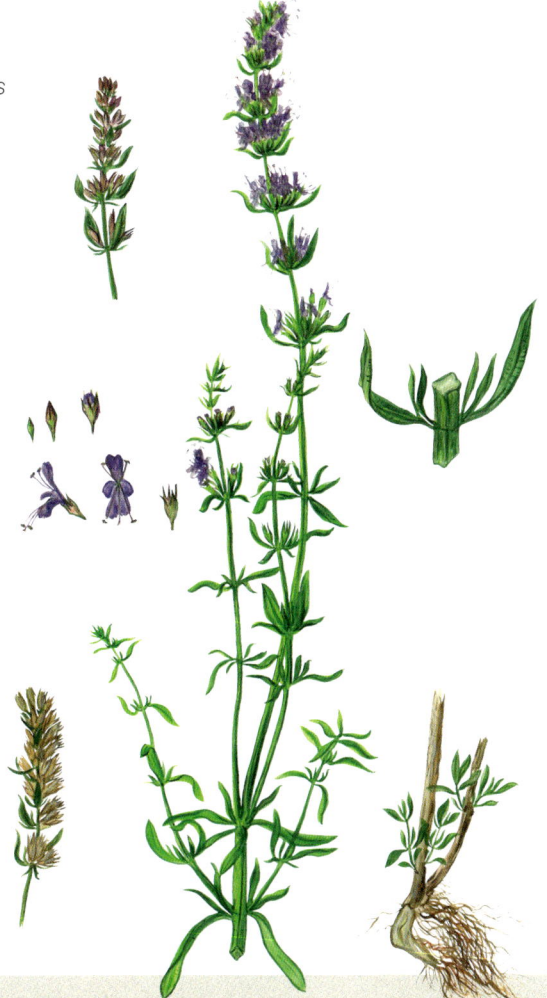

Ysop-Absud für Rachen und Augen:

In ½ Liter kaltes Wasser gibt man 30 Gramm von einem Gemisch aus Ysopblättern und -blüten. Diesen Ansatz kocht man kurz auf und lässt ihn circa 10 Minuten lang ziehen. Letztlich seiht man den Absud ab und gebraucht ihn zum Gurgeln. Das kann bei entzündetem Zahnfleisch genauso geschehen wie bei eitrigen Mandeln. Übermüdete Augen sollten Sie mit dem filtrierten Ysop-Absud auswaschen, um die Sehkraft zu stärken.

60 Ausprobieren und studieren
Kräutertinkturen selbst herstellen

In meiner Gymnasialzeit war ich dem Physik- und Chemieunterricht gegenüber nur mäßig aufgeschlossen, so dass sich meine Begeisterung dafür in Grenzen hielt. Spannend war es dagegen allemal, wenn unser Professor im gut eingerichteten Saal samt Labor die sinnlich wahrnehmbaren Experimente durchführte. Dadurch inspiriert, möchte ich Sie einladen, zu Hause auf höchst ungefährliche Weise daranzugehen, Kräuteressenzen, wie zum Beispiel eine Tinktur, selbst herzustellen.
Dazu hat Hermann-Josef Weidinger ein paar Ratschläge aufgezeichnet. Er selbst verwendete dafür 75%igen Obstbrand. Man kann aber auch Weingeist oder Kornbrand zum Ansetzen heranziehen. Von der jeweiligen Kräutersubstanz nimmt man von krautigen Pflanzenteilen circa 100 bis 150 Gramm und von Wurzeln, Früchten oder Rinden bis zu 250 Gramm für einen Liter Alkohol. Die Pflanzenteile sollen dabei gut mit Alkohol bedeckt sein. Beides fügt man in einem weithalsigen Glasgefäß zusammen und stellt es verschlossen 14 Tage lang in ein sonniges Fenster.
Täglich gilt es nun, den Ansatz zu schütteln und umzurühren. Nach 2 Wochen seiht man ihn ab und setzt den Rückstand mit ½ bis ¾ Liter abgekochtem oder destilliertem Wasser 3 Stunden lang an. Öfters umrühren, um den Rest des alkoholischen Kräuterauszugs herauszuwaschen.
Die daraus gewonnene wässrige Lösung fügt man der ersten abgeseihten Flüssigkeit hinzu, um den Alkoholgehalt auf ein brauchbares Maß (circa 30 bis 40 Volumprozent) herunterzusetzen. Das Endresultat stellt man erneut 14 Tage lang verschlossen ins Fenster und füllt zu guter Letzt die fertige Kräutertinktur in dunkelglasige Fläschchen ab. Nach einer geraumen Zeit der Lagerung im Keller ist das Produkt schlussendlich einsatzbereit.

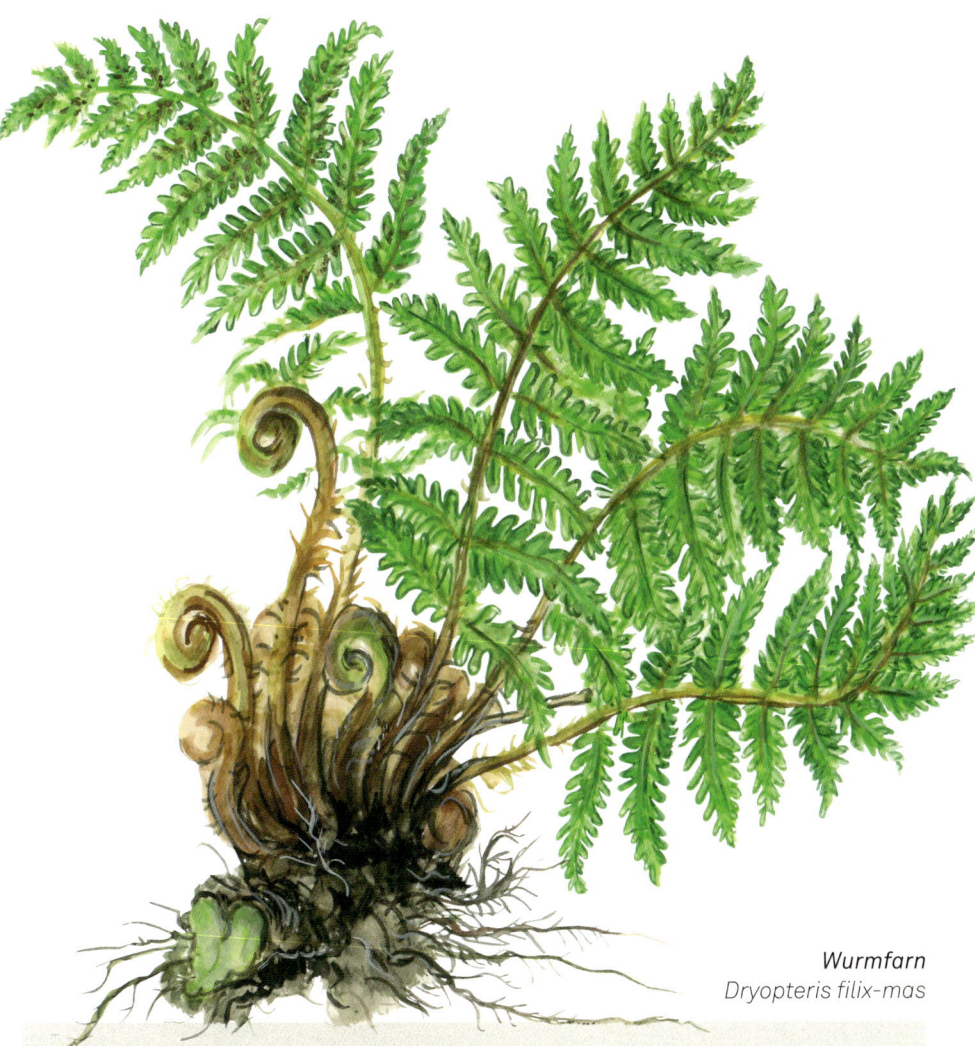

Wurmfarn
Dryopteris filix-mas

Farnkrautwurzel-Tinktur:

Wer beispielsweise den schützenswerten Wurmfarn *(Dryopteris filix-mas)* auf dem eigenen Grundstück stehen hat, der kann im Herbst einige Wurzeln ausgraben, reinigen, zerkleinern und im Verhältnis 1:4 (1 Teil Wurzeln, 4 Teile Alkohol) eine Tinktur ansetzen. Diese dient dann rein äußerlich bei starken Gelenks- und Rheumaschmerzen zum Einreiben. Niemals innerlich anwenden!

61 Gefährliche Waffen und gehaltvolle Früchte
Am Sanddorn finden wir beides

An Hängen, dort wo die Sonne hinbrennt und sich die Hitze staut, da ist er zu Hause. Vom Gebirge bis zum Meer treibt der Strauch in manch steinigen und sandigen Boden seine festen Wurzeln und verleiht dem Erdreich dadurch rundherum Halt. In der Familie der Ölweidengewächse (*Elaeagnaceae*) bildet der Sanddorn (*Hippophaë rhamnoides*) die bekannteste Art der gleichnamigen Gattung (Sanddorne – *Hippophaë*).

Beim Sanddorn haben wir es mit einer zweihäusigen Pflanze zu tun. Wer dieses wertvolle Gehölz in seinen Garten holt und will, dass es Früchte trägt, dem sei geraten, zu einer männlichen Pflanze zwei weibliche dazuzusetzen.

In der Wildnis ist der Haff- oder Seedorn, wie er auch heißt, in Europa und Asien daheim. Zwischen März und Mai werden die Blüten ausgebildet, und unter den oben geschilderten Voraussetzungen trägt der Sanddorn ab August seine orangen Früchte, die bis in den Winter hinein am Strauch bleiben und viele Vogelarten dazu veranlassen, das durch lange Dornen befestigte Gehölz zum Schutz und zur Mahlzeit aufzusuchen.

Aufgrund des hohen Vitamin-C-Gehaltes des Sanddorns bringt dieser Strauch selbst uns Menschen Nutzen. Viele Produkte aus seinen Früchten in Apotheken und Reformläden zeugen davon.

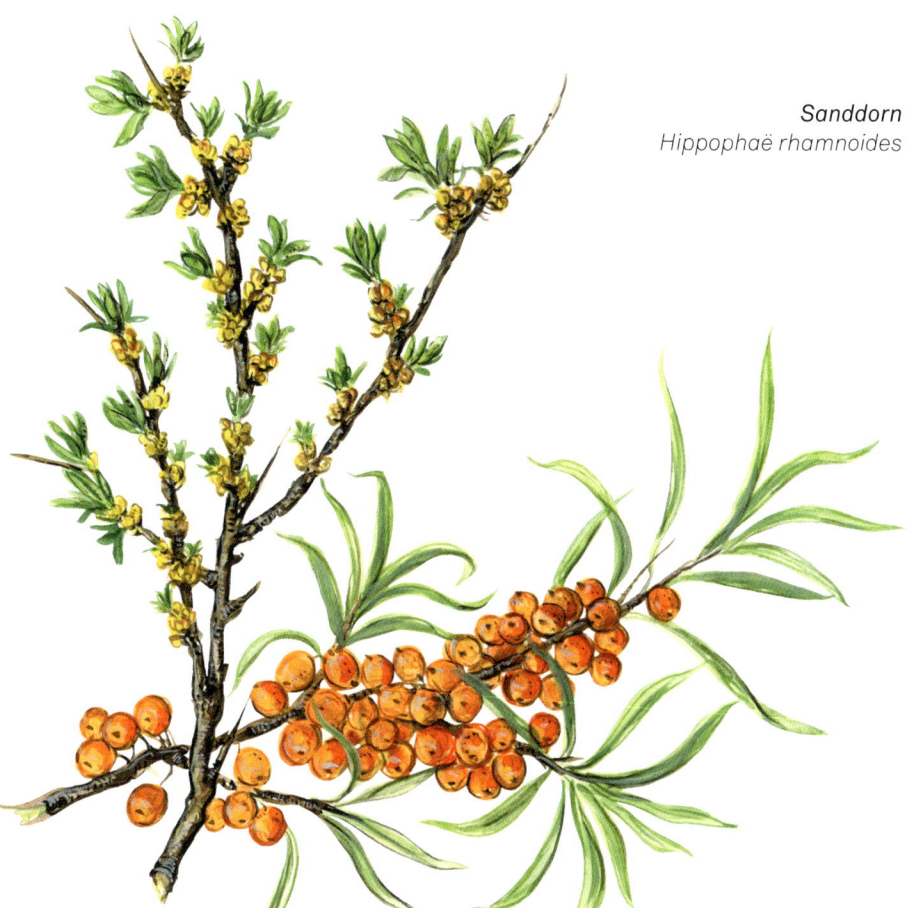

Sanddorn
Hippophaë rhamnoides

Nach Krankheiten wieder auf die Beine kommen:

Am besten nimmt man Sanddornsaft und erwärmt ihn bis zu einer Temperatur zwischen 35 und 40 °C, aber nicht höher, damit die wertvollen Vitamine keinesfalls verloren gehen. Dann fügt man in der gleichen Menge Honig hinzu und verrührt beides gut. Danach kühl stellen und bald aufbrauchen. Dieser Trank, löffelweise verabreicht, hilft vor allem Rekonvaleszenten oder auch älteren Menschen bei Schwächezuständen und trägem Kreislauf nach überstandenen Krankheiten. Er versorgt aber ebenso Kinder und Erwachsene in Grippezeiten mit wichtigen Vitaminen zur vorbeugenden Abwehr von Infektionen.

62 Selbstüberwindung
Ein Fremdwort oder ein Reizwort?

Das deutsche Wort »Tugend« leitet sich vom Begriff »taugen« her. Mit Tugend ist eine bestimmte Qualität gemeint, die unseren Charakter und unser Wesen betrifft. Ich finde es persönlich sehr schade, wenn dieses Wort zusehends aus unserem Sprachschatz verschwindet. Es hat den Anschein, dass kaum jemand daran interessiert ist, wie ich mein Leben gestalte und den Mitmenschen gegenüber führe, solange ich nur das Meine leiste oder zahle.

Wenn wir Woche für Woche den Sonntag feiern, bestimmt wohl kaum der Kommerz meinen Wert; vielmehr strahlt die Würde des Menschen auf, die er jedoch nicht aus sich selbst heraus hat. In der Bibel finden wir die Bemerkung, dass der Mensch als Mann und Frau Gottes Abbild sein darf. Diese Würde kann gepflegt werden.

Schaue ich auf den immergrünen Efeu (*Hedera helix*), hilft er mir, nicht in den Niederungen des Alltags zu bleiben, sondern nach jenem zu streben, was mich aufrichtet und in die Höhe zieht. Der Efeu verkörpert die Selbstüberwindung. Sofern ich mich von Gott geliebt weiß, darf ich es unaufhörlich wagen, aus dem engen Haus meines Ichs herauszusteigen, um für andere da zu sein. Wird diese Selbstüberwindung immer wieder neu versucht und vollzogen, dann wächst sie sich zur Treue aus, ohne die wir kaum leben können.

Der Efeu hat seine Wurzel in der Erde und erhebt seinen Kopf zum Licht. Wir sollten es ihm auf die uns mögliche Weise gleichtun!

Efeu
Hedera helix

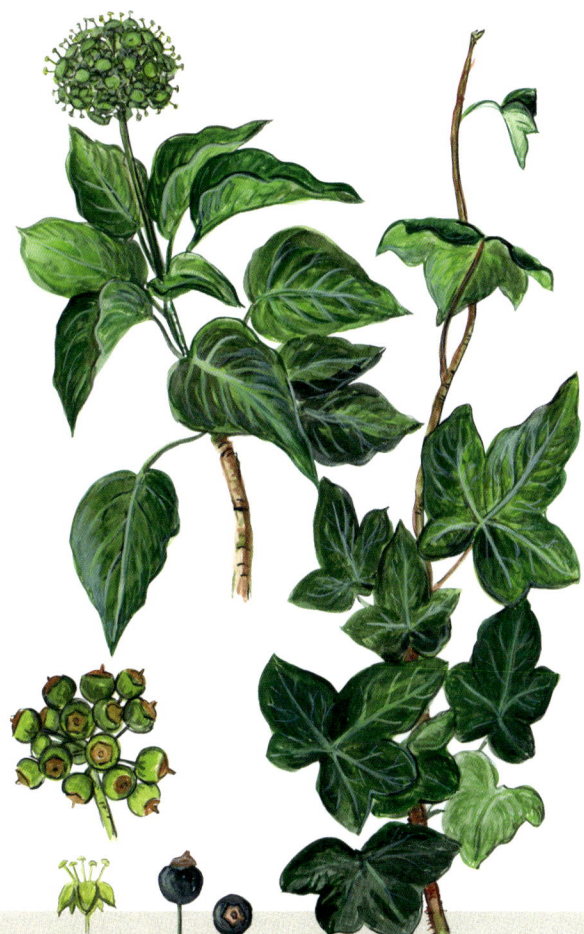

Massageöl für den Körper:

Wer sich regelmäßig massieren lässt, möge dabei auch natürliche Öle zum Einsatz kommen lassen. Ein sehr wertvolles Öl gewinnt man, indem man 100 Gramm frische Efeublätter mithilfe einer Fleischmaschine zerkleinert und in ½ Liter kaltgepresstem Olivenöl ansetzt. Das Ganze wird 14 Tage ins Fenster gestellt, bevor man es abseiht, auspresst, hernach im Dunkeln lagert und bei Bedarf als hervorragendes Massageöl verwendet. Dieses Efeuöl wird unter anderem auch bei der Cellulitis-Therapie erfolgreich angewandt, da es das Bindegewebe stärkt und strafft.

63 Ein Baum mit Sinn und heilenden Kräften
Am Wegrand steht die Eberesche

Leuchtend rot grüßen die Früchte der Eberesche, die auch Vogelbeerbaum genannt wird, von deren Zweigen herab und verleihen den Weg- und Straßenrändern herbstlichen Schmuck. So dürfen wir zugleich die heilsame Wirkung der Vogelbeeren und die Denkanstöße betrachten, die von diesem Rosengewächs ausgehen.

Durch seine leichte und luftige Konstitution lädt mich der Baum ein, von den oft das Leben erschwerenden Sorgen den Blick nach oben zu erheben. Im Geäst der Ebereschen tummeln sich sommers wie winters viele Vögel und Insekten. Sie sind genauso wie wir auf der Suche nach Nahrung, Schutz und Ruhe. Aber sie nehmen die Gelegenheiten wahr, die ihnen die Natur erwachsen lässt, und bilden sich keineswegs ein, alles von Grund auf selber schaffen, konstruieren oder bewerkstelligen zu müssen.

Das soll aber nicht im Entferntesten eine Einladung dafür sein, dem Leben gleichgültig gegenüberzustehen, nach dem Motto: Gelingt es, ist es gut; gelingt es nicht, kann man auch nichts machen. Hinter mir die Sintflut. Viel eher wird mein Blick durch die Eberesche auf die Weisheit gelenkt, die sich im Laufe des Lebens in mein Wesen einnistet und jedes Jahr gute Gedanken und aufrechtes Handeln hervorbringt, sofern ich mich von ihr leiten lasse.

Unsere Ahnen haben die Vogelbeerbäume mit Bedacht entlang von Straßen gepflanzt, damit das tägliche Hin und Her keinesfalls allein von der erdrückenden Leistungserwartung an uns alle bestimmt wird, sondern es zwischendurch die Weisheit ist, die uns den Wert der geschenkten Tage auf dieser Welt erkennen lässt.

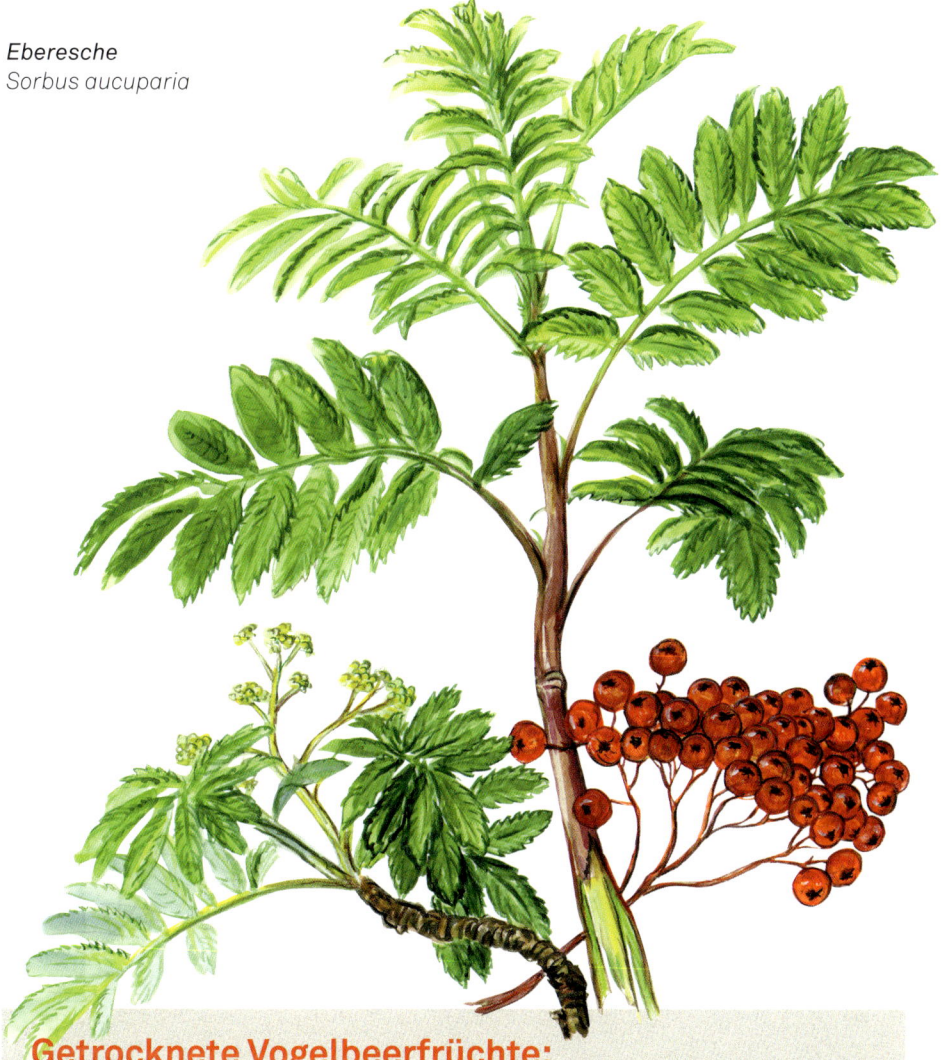

Eberesche
Sorbus aucuparia

Getrocknete Vogelbeerfrüchte:

Voll ausgereifte Beeren der Eberesche *(Sorbus aucuparia)* können getrocknet und für den Winter haltbar gemacht werden. Man kann sie auch kochen. Ihre Wirkung ist durchfallhemmend und harntreibend. So versuche man bei vorubergehendem Durchfall täglich 3-mal je 5 bis 7 getrocknete Vogelbeeren roh und gut gekaut einzunehmen.

64 Duftende Früchte
Die Quitten helfen der Haut

Im Garten meines Elternhauses stand einst ein großer Quittenstrauch. Wenn er Früchte getragen hat, wurden diese dann auch im Herbst geerntet. Ich kann mich kaum einer kulinarischen Verwertung der Quitten erinnern, sind doch diese in erster Linie zur Herstellung von Marmelade, Gelee, Kompott und Schnaps geeignet. Vielmehr habe ich heute noch den angenehmen Duft der reifen gelben Quitten in der Nase, wenn ich an jene Früchte denke. In manche Zimmer gestellt, verbreitete das Obst eine gute Atmosphäre und diente somit als Aromazugabe für die Raumluft.
Die Quitte (*Cydonia oblonga*) stammt ursprünglich aus dem Kaukasus. Sie wurde schon früh in den Westen gebracht und vor allem in Weingegenden kultiviert.
Der gebürtige Mainzer Theologe und Mediziner Otto von Brunfels schrieb einst über die Quitte in seinem Kräuterbuch aus dem Jahr 1532: »Das Safft von den rohen Kütten (= Quitten) ist gut den Milzsüchtigen, denen so uffrecht schwerlich athemen, den Wassersüchtigen, allerley Zufäll der Frawen Brüst und so eim das Geäder an den Schenckelen zuvil ufflauffet.« Gemeint sind hier verschiedene Beschwerden aufgrund von Wasseransammlungen im Gewebe, die den ganzen Organismus beeinträchtigen.
So lieblich die Quitten auch duften, eignet sich der Saft der Früchte wegen seines Gerbstoffgehaltes zur Linderung innerlicher Entzündungen.

Quitte
Cydonia oblonga

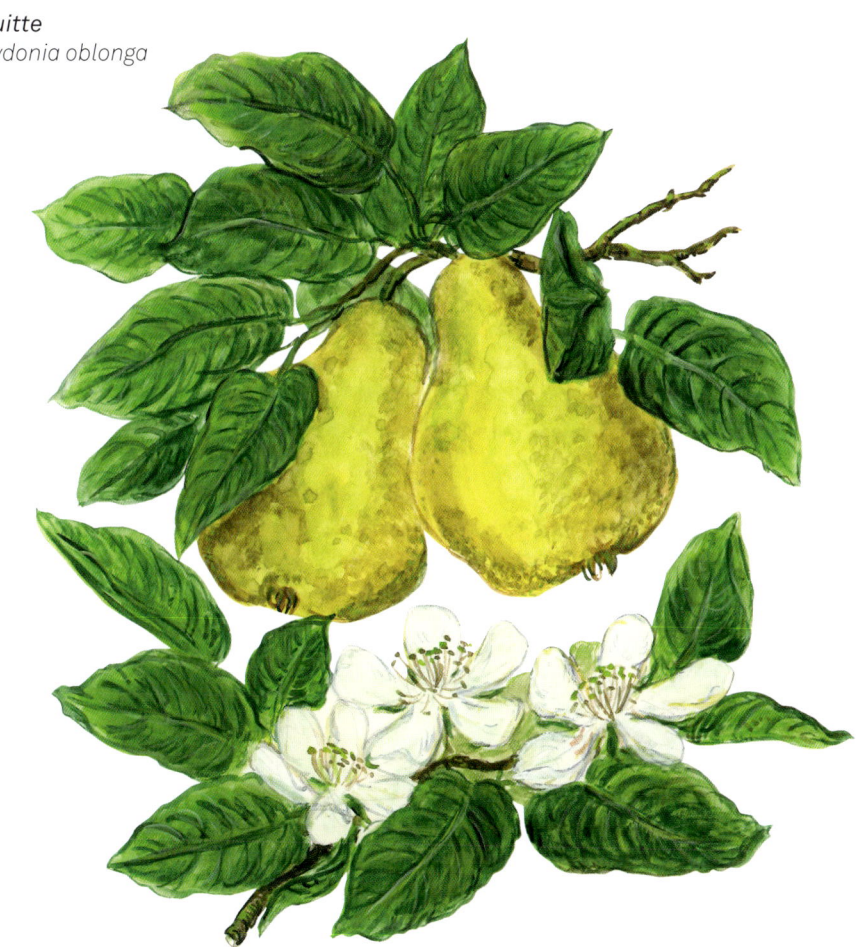

Quittenkerne-Bad:

Aus dem Fruchtfleisch der Quitten die Kerne auslösen und trocknen. 50 Gramm davon zerstoßen und 1 Stunde lang in 1 Liter kaltem Wasser ansetzen. Danach kurz aufkochen und dem Badewasser beifügen. Ein derartiges Bad hilft nach Brandwunden und Frostschäden, aber ebenso als altbewährtes Mittel bei aufgesprungener und rissiger Haut.

65 Die Fülle des Lebens aufspüren
Mit der Rosskastanie Ausschau halten

Am Straßenrand steht ein Kastanienbaum (*Aesculus hippocastanum*). Ich gehe daran nicht vorüber, sondern bleibe stehen. Im 13. Kapitel des Markusevangeliums heißt es: »Lernt etwas aus dem Vergleich mit dem Feigenbaum! Sobald seine Zweige saftig werden und die Blätter treiben, wisst ihr, dass der Sommer nahe ist.« Im Waldviertel gedeihen keine Feigen in freier Natur. Ich begnüge mich eben mit einem Kastanienbaum, um mich im Sinnieren über mein Leben an ihm festzuhalten.

Wenn ich dieses mächtige Gewächs mit manchen Typen von Menschen vergleiche, darf ich eine positive Kraft entdecken. Im Herbst glaubt man kaum, welche Pracht dieser Baum im nächsten Frühjahr mit seinen gelappten Blättern und mit seinen Blütenkerzen entfachen wird. So ist es auch bei vielen Zeitgenossen, die ich mit meinen Vorurteilen vielleicht verkenne. Ich ahne gar nicht, was in ihnen steckt.

Pflege und kultiviere ich meine Talente? Was mache ich eigentlich aus meinem Leben? Ist die Triebfeder meines Schaffens möglicherweise gar das billige Erhaschen der Gunst anderer Menschen, die mich doch zutiefst enttäuschen können?

Mein Kastanienbaum am Wegrand weist über sich hinaus. Er streckt seine Äste in den herbstlichen Nebel, sich dessen gewiss, dass die Sonne wiederkommt. An jedem Sonntag feiere ich die Tatsache, dass Christus vom Tode erstand und schon jetzt sein Leben mit mir teilt. Seine Gegenwart ermutigt mich, für andere da zu sein und den Schöpfer als Urgrund meiner Existenz zur Sprache zu bringen.

Rosskastanie
Aesculus hippocastanum

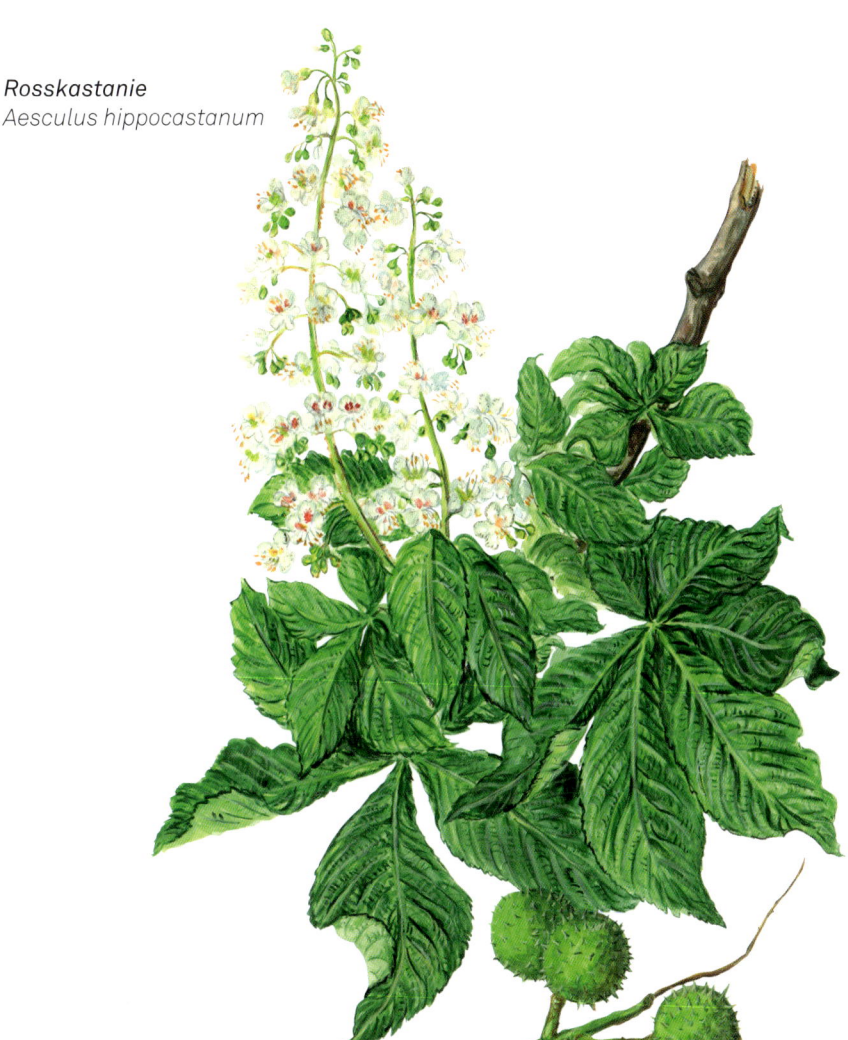

Sorge um eine gute Ruhestatt:

Konkret gemeint ist das Bett, das mich mehr oder weniger erholsam den Schlaf erleben lässt. Mit manchem Kräuterkissen kann man die Atmosphäre verbessern. Menschen, die unter Rheuma oder Gicht leiden, können sich reife Rosskastanien in einer Schachtel unters Bett legen. Diese schirmen zudem schädliche Strahlen ab, die den Organismus in Unruhe bringen.

66 Was von den Wildrosen übrig bleibt

Rot leuchten Hetscherln im Hag

Die Farben des Herbstes sind meiner Meinung nach ganz eigen. Es ist, als würde die Natur sich noch einmal schön kleiden wollen, bevor sie sich in den Winter hinein verabschiedet. Vor dem ersten Schnee gibt es also ein visuell rauschendes Fest voller bunter Eindrücke. Wenn dann alle Blätter der Bäume und der Sträucher am Boden liegen, bleiben bis weit in den Winter hinein einige Früchte wie ein vergessener Schmuck an den Zweigen hängen.

Dazu zählen vor allem die Früchte der Hecken- oder Hundsrosen (*Rosa canina*), die Hagebutten. Ähnlich korallenroten Edelsteinen sind sie anzusehen und ermuntern uns, sie zu nutzen.

Denken wir an längst vergangene Zeiten zurück, in denen es nicht selbstverständlich war, dass der Genuss von Zitrusfrüchten aus südlichen Ländern den Bedarf an notwendigem Vitamin C für unsere Vorfahren abdecken konnte. Damals waren es in erster Linie die Hagebutten, die mit ihren Inhaltsstoffen dafür sorgten, die Menschen entsprechend zu beliefern.

Wer macht sich heute noch die Mühe, die Fülle der Natur ganz in unserer Nähe zu schätzen und zu gebrauchen? Eine Marmelade aus Hagebutten kann zum Beispiel helfen, Erschöpfungszustände zu lindern, das Blut und das Immunsystem zu stärken und bei Rekonvaleszenz wieder zu Kräften zu kommen.

Es gibt gerade dann, wenn der erste Frost die Hagebutten »behandelt« oder gebrannt hat, eine Möglichkeit, direkt die wertvollen Substanzen der wilden Rosenfrüchte zu genießen, indem man daraus einen Saft herstellt.

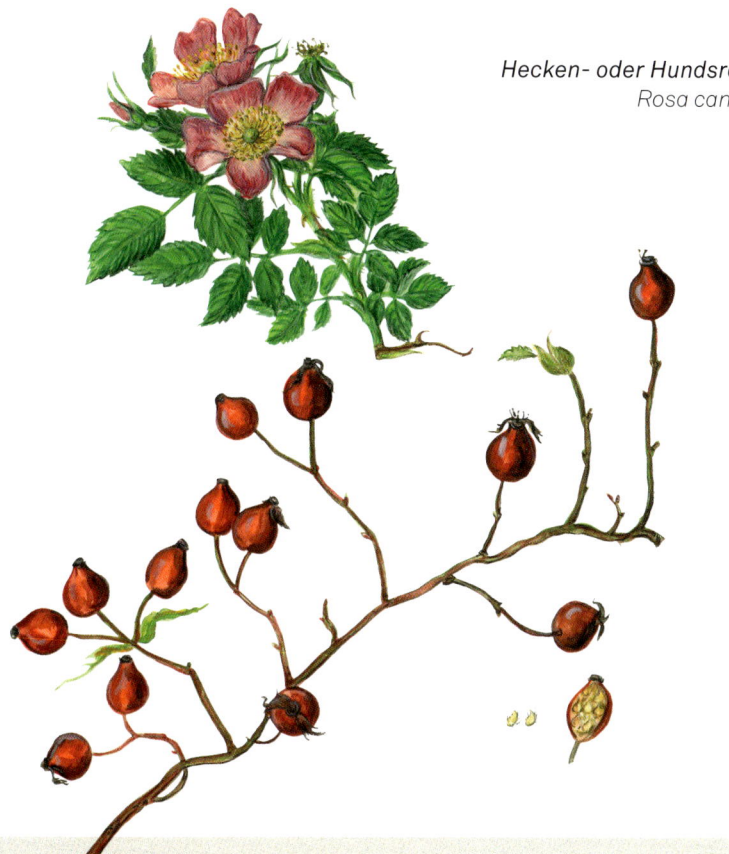

Hecken- oder Hundsrose
Rosa canina

Hagebuttensaft richtig zubereitet:

Die »Hetscherln«, wie wir die Früchte der Heckenrose auch gerne nennen, werden abgepflückt und sorgfältig gereinigt. Die weichen Beeren feuchtet man danach mit lauwarmem Wasser an und gibt sie über Nacht in ein irdenes Gefäß. Am Morgen presst man die Hagebutten aus und trinkt noch am selben Tag die gewonnene Menge des Saftes, da er sonst verdirbt. In diesem Saft sind wertvolle Mineralsalze enthalten, daher galt er einst als »Jungbrunnen«. Zudem klingen entzündliche Krankheitsprozesse wie Mittelohrentzündung, eitrige Mandeln und Bronchitis nach öfterer Einnahme rasch ab und die Widerstandskraft des Körpers wird beachtlich gehoben.

67 Experimente mit Ingwer
Versuche in mehrere Richtungen

Wer weiß zufällig, was Monokotyledonen sind? Handelt es sich dabei vielleicht um außerirdische Wesen, zu denen wir Österreicher bereits Kontakt aufnehmen können, da auch wir inzwischen sehr stolz auf unsere Satelliten sind? Selbst das Raumschiff Enterprise würde vergeblich nach derartigen Fremden suchen. Bei dem eben erfragten Wort geht es lediglich um den wissenschaftlichen Ausdruck für einkeimblättrige Pflanzen. Sind Sie der altgriechischen Sprache mächtig, können Sie das ganz leicht entschlüsseln, gegebenenfalls mithilfe eines kompetenten Wörterbuches, sollte der Wortschatz Ihres Gedächtnisses dafür nicht ausreichen.

Zu den Einkeimblättrigen zählt ein bekanntes Rhizom namens Ingwer (*Zingiber officinale*). Da die daraus entwachsende Pflanze aber nur in tropischen und subtropischen Regionen unter freiem Himmel kultiviert werden kann, bleibt uns hier in Europa nichts anderes übrig, als mit dem Glashaus bzw. dem Blumenkisterl vorliebzunehmen.

Auch Erwachsene haben das Recht, dann und wann spielerisch Versuche zu starten. Hat man einige Ingwerwurzeln aus dem Handel erworben, schneidet man an den Enden Stücke von circa 5 Zentimeter Breite herunter und steckt sie mit der Schnittfläche nach unten in die vorbereitete Blumenerde. Das obere Ende soll ein wenig aus der Erde herausschauen. Die Pflanzung an einen hellen und warmen Platz stellen. Nach einiger Zeit, in der man mäßig gießt, wird der Ingwer austreiben und mit ein wenig Glück gelangt er zur Blüte. Dann weiß man, wie dieses Gewächs in Wirklichkeit aussieht. Zudem kann man Besuchern mit berechtigtem Stolz das exotische Schaustück präsentieren. Neben seinen optischen Reizen hat der Ingwer auch wärmende Eigenschaften, die vor allem bei Erkrankungen der Atemwege und des Bewegungsapparates zum Tragen kommen.

Ingwer
Zingiber officinale

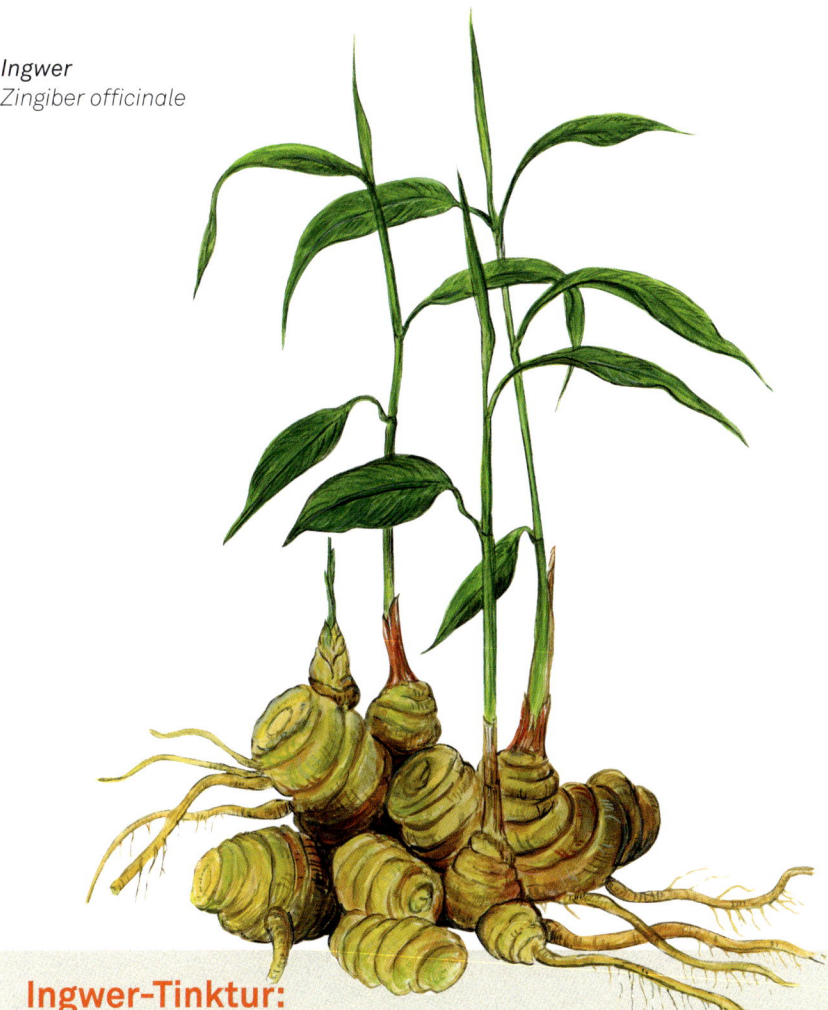

Ingwer-Tinktur:

50 Gramm zerkleinerte Ingwerwurzeln werden 14 Tage lang in ½ Liter Obstbrand angesetzt. Danach den alkoholischen Auszug abseihen. Den Rückstand mit ¼ Liter abgekochtem und ausgekühltem Wasser durchwaschen und filtrieren. Die davon gewonnene Flüssigkeit dem bereits erhaltenen Auszug beimengen. Wiederum 14 Tage stehen lassen und dann verwenden. Von dieser Ingwer-Tinktur nimmt man täglich bis zu 20 Tropfen mit Wasser vermischt ein, um den Magen samt seinem Appetit zu stärken.

68 Sie dürfen ruhig rot werden
Über den Kontakt mit der Roten Rübe

Im Winter ist es gut, einen gewissen Vorrat an Gemüse und Früchten zu haben. In einem ungeheizten Keller lässt sich so manche Reserve lagern. Dazu zählen unter anderem auch die Roten Rüben. Diese sind botanisch betrachtet eine Art innerhalb der Familie der Fuchsschwanzgewächse (*Amaranthaceae*) und als solche wiederum eine Zuchtform der Gemeinen Rübe (*Beta vulgaris*). Ursprünglich aus Nordafrika stammend, wurde sie auch bald in Mitteleuropa kultiviert und schließlich im 19. Jahrhundert zu ihrer heutigen Form gezüchtet.

Besonders reich an wertvollen Inhaltsstoffen, gibt sie diese an uns Menschen weiter, um das Blut gesund zu erhalten und die Abwehrkräfte des Körpers zu stärken.

Den schmackhaften Salat, aus Roten Rüben bereitet, kennen selbstverständlich viele. Es ist aber auch möglich, die Rüben zu entsaften. Entweder besorgt man sich den schon fertigen Saft im Handel oder greift auf das naturreine Bio-Gemüse aus dem hauseigenen Garten bzw. dem Bauernmarkt oder Lebensmittelgeschäft zurück. Wer auf den Beeten keinen Kunstdünger und keine chemischen Spritzmittel verwendet hat, der kann die Roten Rüben ohne Bedenken entsaften.

In Zeiten, da viele durch Erkältungskrankheiten oder Grippe geschwächt sind, sollte man die Roten Rüben zu Hilfe nehmen, um die wiederkehrende Gesundheit zu stabilisieren.

Rote Rübe
Beta vulgaris

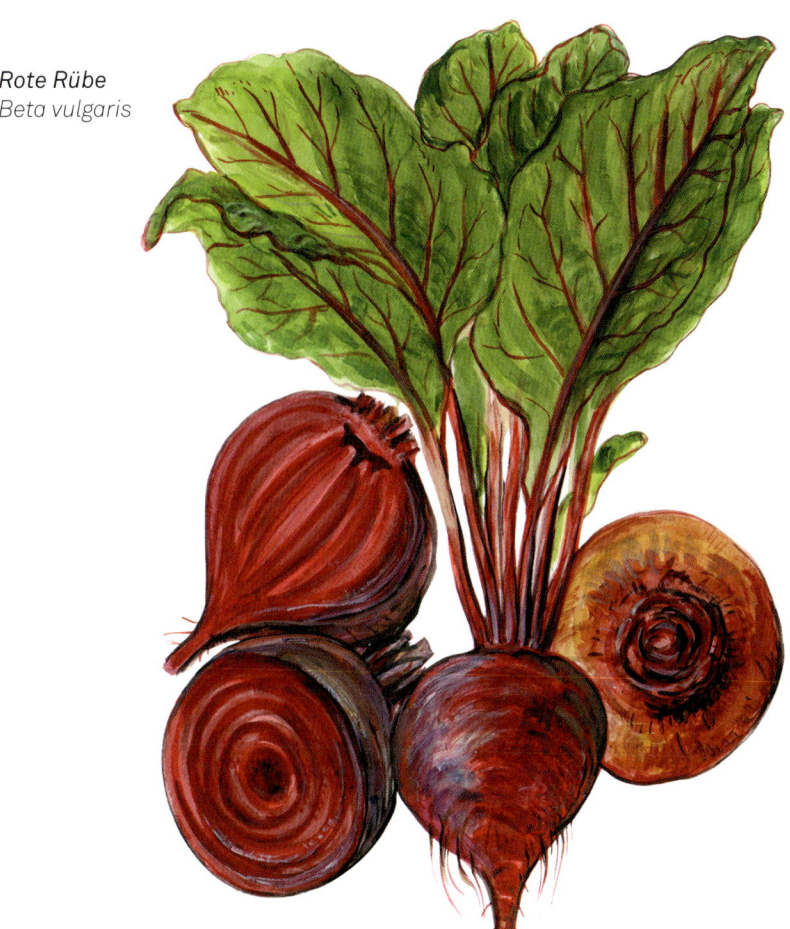

Rübensaft verjüngt den Organismus:

Nach einem Ratschlag von Kräuterpfarrer Hermann-Josef Weidinger ist es gut, eine Saftkur mit Roten Rüben 6 bis 10 Wochen lang durchzuführen. Dabei genügt es, 3-mal täglich jeweils ⅛ Liter Rohsaft zu sich zu nehmen, und zwar morgens auf nüchternen Magen, mittags eine halbe Stunde vor dem Essen und abends eine halbe Stunde vor dem Zubettgehen. 1 Kilogramm frische Ruben liefert beim Entsaften eine Mege von ¾ Liter Trinksaft. Lange gelagerte Rüben geben naturgemäß auch weniger Saft.

69 Entsprechungen im Pflanzenreich

Der Baldrian ist eine nervenbezogene Pflanze

Wenn wir durchwegs auf unsere physische Gesundheit bedacht sind, dann sollten wir im gleichen Ausmaß die Pflege unserer Psyche nicht vergessen. Im Laufe des Lebens bleibt es wohl keinem von uns erspart, dass sich zeitweise Angstzustände oder depressive Phasen einstellen. Ich denke, sich in solchen Fällen blindlings dem Schicksal zu ergeben, ist schlicht fahrlässig. Besser sollten wir solche Regungen wahr- und ernst nehmen. Erst dann können wir uns so manches, das bei einigen schon seit der Kindheit darauf wartet, angenommen und verarbeitet zu werden, bewusst machen. Wie oft herrscht vielerorts leider immer noch zu wenig Verständnis für psychische Nöte oder Mangelerscheinungen, so dass die Betroffenen nur schwer einen geschützten Raum für ihr Leiden und verständige Menschen finden.

Der Baldrian (*Valeriana officinalis*) ist jedoch eine grüne Stütze aus der Natur, die denen zu helfen vermag, die sowohl nach einer Stärkung ihrer Nerven als auch nach einer Beruhigung ihres Gemüts Ausschau halten.

Aus meiner Erfahrung darf ich berichten, dass die festigende Kraft des Glaubens vielen Menschen hilft, mit den verschiedensten Schicksalen zurechtzukommen. Haben wir den Mut, nach möglichen Auswegen aus unseren Bedrängnissen zu suchen, und übersehen wir dabei nicht die Pflanzen als unterstützende Freunde. Der Baldrian kann zumindest das klare Denken fördern, mangels dessen wir kaum realistisch in die Zukunft blicken können.

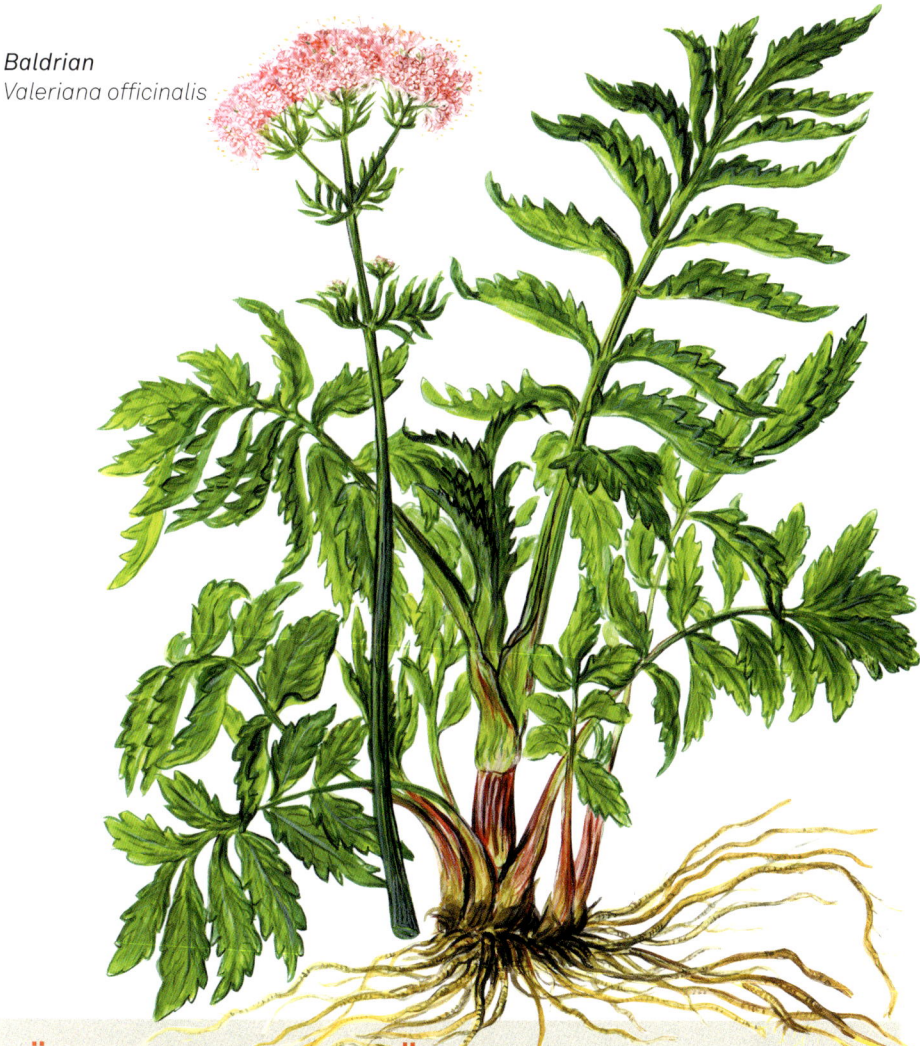

Baldrian
Valeriana officinalis

Ätherisches Baldrian-Öl:

Am besten gibt man am Abend vor dem Schlafengehen einige Tropfen ätherisches Baldrian-Öl auf die rechte Handfläche und reibt damit den Bauch circa eine Hand breit oberhalb des Nabels ein. Hier sitzt nämlich ein wichtiger Nervenknotenpunkt, das so genannte Sonnengeflecht. Diese Einreibung hebt die allgemeine Nervosität auf und verhilft zu einem guten Schlaf.

70 Weißer Blütenschleier und herb-saure Frucht
Der Schlehdorn hat seinen Wert

Es gibt Pflanzen, die machen viel Aufsehen um sich. Entweder beeindrucken sie durch ihre Größe oder die Farbe ihrer Blüten und manchmal durch die Überfülle an Früchten. Der Schlehdorn (*Prunus spinosa*) kann mit alldem nur zum Teil aufwarten.

So hüllt er die Feldraine und Wegränder, an denen er mit Vorliebe wächst, im späten Frühjahr durch seine vielen weißen Blüten in ein prachtvolles Festgewand. Den Rest des Jahres über gibt er sich eher bescheiden, so dass man bei einem Spaziergang schon genau hinsehen muss, um dieses Steinobstgewächs zu erkennen.

Im Herbst ist es jedoch wiederum einfacher, den Schwarzdorn – wie er auch genannt wird – mit freiem Auge von dessen Nachbarn zu unterscheiden, da die Schlehenfrüchte stahlblau in der Sonne aufleuchten.

Hat sich der dornige Geselle an einem Hang oder am Waldrand einmal etabliert, dann gibt er seinem Untergrund einen festen Halt. Denn mit seinen zahlreichen Wurzeln befestigt er das Erdreich. Gleichzeitig nützt er die unterirdischen Triebe, um sich in die Nachbarschaft auszubreiten und mit den Zweigen ein schier undurchdringbares Dickicht zu bilden. Andere kleinere Pflanzenarten haben dann das Nachsehen.

Schlehenfrüchte sind seit langer Zeit eine begehrte Köstlichkeit. Viele kennen wahrscheinlich den Likör, der mithilfe von Weingeist angesetzt werden kann. Da verwundert es vielleicht, dass der Versuch, eine Schlehenkirsche früh im Herbst zu verkosten, mit Sicherheit in einer verzerrten Grimasse unseres Gesichts endet. Es braucht eben den ersten Frost, der die Schlehen einigermaßen genießbar macht. Die gereiften Früchte wirken sich positiv auf Magen, Darm und die Qualität des Blutes aus.

Schlehdorn
Prunus spinosa

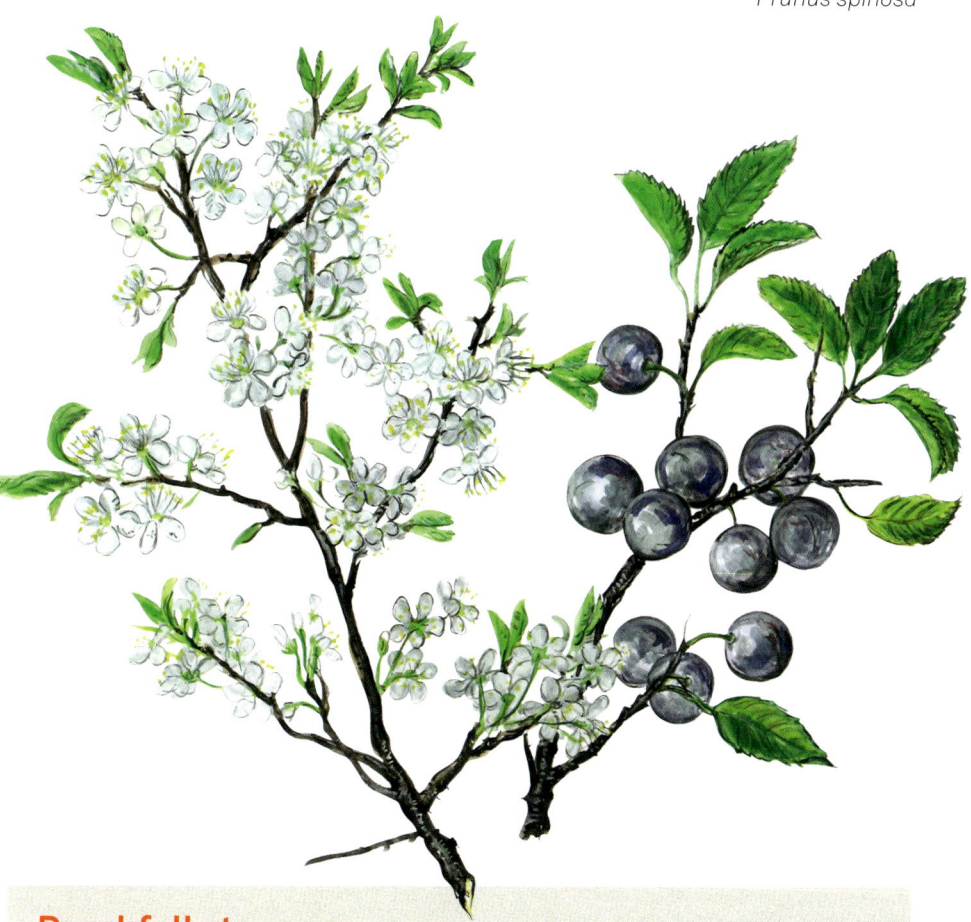

Durchfall stoppen:

Nach ausgiebigen Frostnächten sammelt man im Herbst die Schlehen von den Büschen. Zu Hause werden sie dann getrocknet und aufbewahrt. Von den trockenen Früchten nimmt man 2 Teelöffel voll, zerschlägt sie vorsichtig mit einem Hammer und übergießt sie mit ¼ Liter kochendem Wasser. 15 Minuten ziehen lassen. Am Tag trinkt man am besten 3 Schalen davon, um durch die zusammenziehende Wirkung des Tees unangenehmen Durchfall zu beenden.

71 Heiter in den Winter
Die Lärche erhellt unser Gemüt

Vielleicht haben wir im Spätherbst noch Glück. Wenn wir zu dieser Zeit in gebirgigen Gegenden unterwegs sind, können wir von den Berghängen herab ein kräftiges goldgelbes Leuchten entdecken, das in der Sonne um einiges verstärkt wird. Die Rede ist von den Nadeln der Lärche, die sich gelb färben, bevor sie die Winterwinde jäh von den Zweigen reißen.

Trotz unwirtlicher Gegebenheiten verströmt die Lärche (*Larix decidua*) dadurch so etwas wie Heiterkeit. Allein der Anblick dieses Nadelbaumes, der als einziger die Nadeln im Winter verliert, tut unserer allgemeinen Verfassung bereits gut.

Die Dauerhaftigkeit und den Harzreichtum des Lärchenholzes hat sich der Mensch schon lange zunutze gemacht. Davon künden zum Beispiel die jahrhundertealten Dachstühle auf den historischen Bauten in unserem Land. Lärchenholz wurde und wird auch gerne in den Innenbereichen der Häuser verarbeitet und trägt durch seine gute Ausstrahlung zu einem wohlig-behaglichen Wohnklima wesentlich bei.

Wer eine Lärche sieht, kann von ihr die Gelassenheit lernen. Ich versuche daher, ein altes Sprichwort umzudrehen: Wo viel Schatten ist, da ist auch viel Licht. An seinem Standort strebt der heitere Baum immer nach dem Licht. Diese Eigenschaft darf ich auch in mein Leben übertragen.

Nach jedem Herbst und Winter sendet die Lärche im Frühling erneut ein heiteres Signal, indem in einem unbeschreiblich zarten Grün die Nadeln abermals ihre Zweige in ein hehres Kleid hüllen. Ein wenig Aufmerksamkeit genügt, um das nicht zu übersehen.

Lärche
Larix decidua

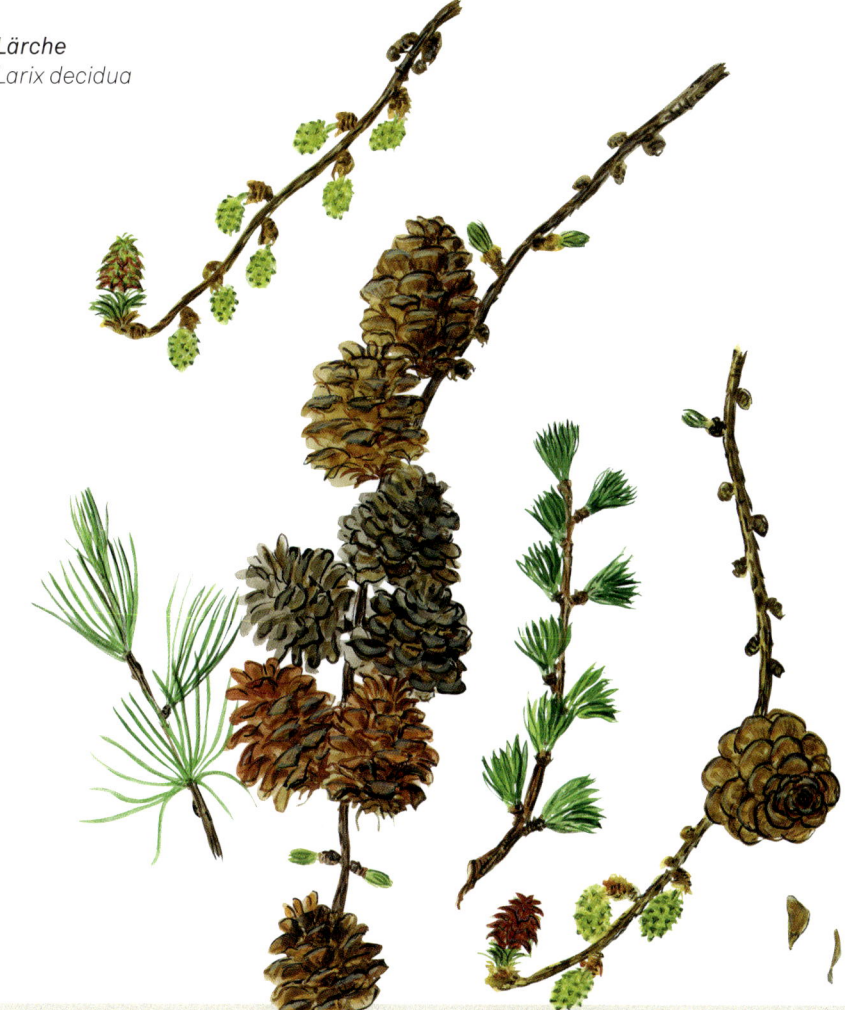

Inhalation bei blockierten Atemwegen:

Im Handel erhältlich ist aus der Wurzel gewonnenes Lärchen-Öl. Bei verstopfter Nase und ebensolchen Nebenhöhlen gibt man 10 Tropfen davon in 1 Liter kochendes Wasser. Am Abend 10 Minuten lang inhalieren. Zum Abschluss reibt man Gesicht und Hals mit einem angewärmten feuchten Lappen ab, der mit einem Esslöffel Arnika-Tinktur angereichert wurde.

72 Ein befreiendes Rosengewächs
Mit dem Weißdorn aufs Herz achten

Freiheit kann man sich nicht kaufen. Man bekommt sie letztendlich immer geschenkt. Die große Kunst der Freiheit liegt meiner bescheidenen Meinung nach darin, das, was ist, so anzunehmen, wie es sich in Wahrheit zeigt und verhält.

Wir sind als Menschen in den Rhythmus von Tag und Nacht eingebunden, in das Aufsteigen des Tages und in das Loslassen der Nacht. Einen Spiegel dessen bildet die Tätigkeit unseres Herzens. Beständig sorgt es dafür, dass wir leben können. Darüber hinaus treibt unser Herz unseren Geist an. Die Sehnsucht hat gerade im Herzen ihre Zuflucht und ihre Wohnstatt. Unweigerlich zeigt uns zudem das pulsierende Organ an, wenn etwas mit unserem Leben nicht stimmt.

Ein bescheidenes Rosengewächs am Waldrand steht uns zu Diensten, wenn wir fürs Herz etwas tun wollen. Der Weißdorn kommt in unseren Breiten in zwei Arten vor: als Eingriffeliger Weißdorn (*Crataegus monogyna*) und als Zweigriffeliger Weißdorn (*Crataegus laevigata*). Die beiden Arten bastardieren untereinander, so dass sie schwer zu unterscheiden sind.

Für die Naturheilkunde verwertbar sind sowohl die Blüten und Blätter als auch die Früchte. Der Weißdorn vermag erhöhten Blutdruck zu senken und niedrigen Blutdruck bei muskelschwachem Herzen zu steigern. Im Herbst lassen sich die frisch geernteten Weißdornbeeren zum Beispiel mit etwas Wasser zu einem Brei verkochen, der, am Abend genossen, das Herz positiv beeinflusst.

Weißdorn
Crataegus

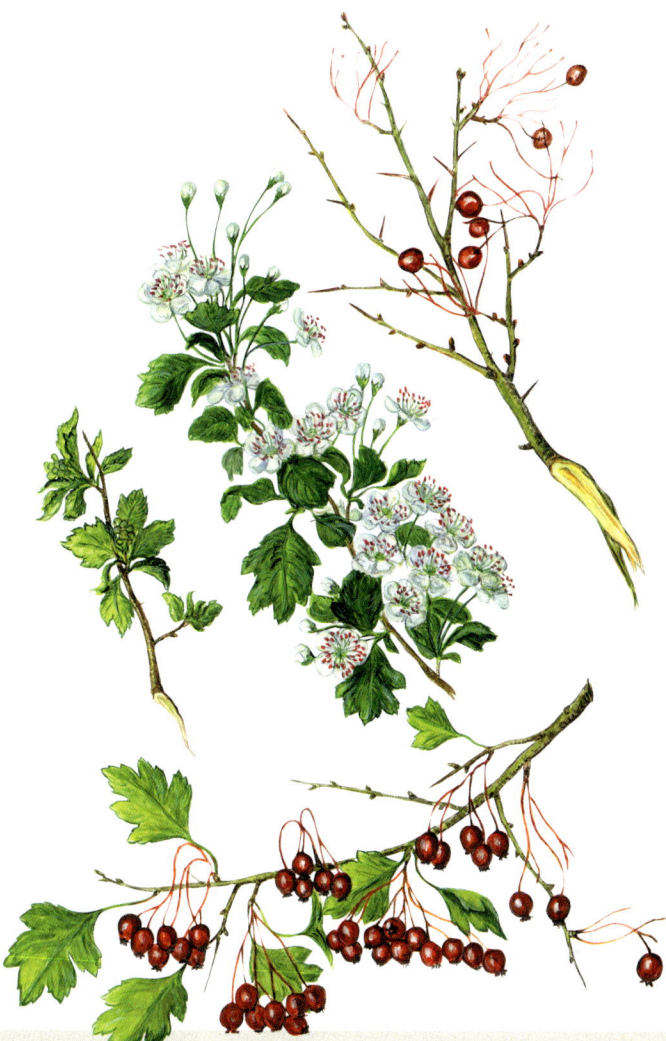

Gedörrte Weißdornfrüchte:

Im Ofen gedörrte Beeren des Weißdornstrauches ergeben ein wertvolles Kauobst für zwischendurch, vor allem bei Angina pectoris, einer Herzenge mit Atembeklemmung. Herzbeschwerden und auch alle anderen schweren gesundheitlichen Störungen sollte man aber unbedingt von einem Arzt abklären lassen und seine Anweisungen befolgen!

73 Die Tanne begleitet uns
Ästhetisches und Heilsames

Gerade dann, wenn alles auf Weihnachten hin ausgerichtet ist und die Adventkränze frisch gebunden sind, lenke ich mein Augenmerk auf eine besondere Kostbarkeit in unseren Wäldern. Es handelt sich um die Tanne, die forstwirtschaftlich weit hinter die Fichte zurückgetreten ist. Doch freue ich mich immer wieder über eine Begegnung mit ihr auf meinen Wanderungen durch unsere Forste.

Die Weißtanne *(Abies alba)* zählt zur großen Familie der Kieferngewächse und lässt ihre Zapfen im Gegensatz zu den anderen Nadelhölzern senkrecht Richtung Himmel wachsen. Sie liebt vor allem die Höhenlagen von Mittel- und Hochgebirge, dort kommt sie auch ganz gut mit unwirtlichen Schattenlagen zurecht.

In der letzten Zeit wird oft über die hohe Feinstaubbelastung debattiert, die infolge der andauernden Inversionswetterlage die Grenzwerte überschreitet. Wer sich im Winter eine Vase voller Tannenzweige ins Zimmer stellt und diese mit Wasser versorgt, hat einen wirkungsvollen Luftverbesserer zur Hand.

In den vitaminarmen Monaten leidet außerdem unser Zahnfleisch und beginnt leichter zu bluten als sonst. Daher wäre es ratsam, einige Körner Tannenharz zu kauen, um damit Mund und Rachen zu reinigen und zu desinfizieren.

Weißtanne
Abies alba

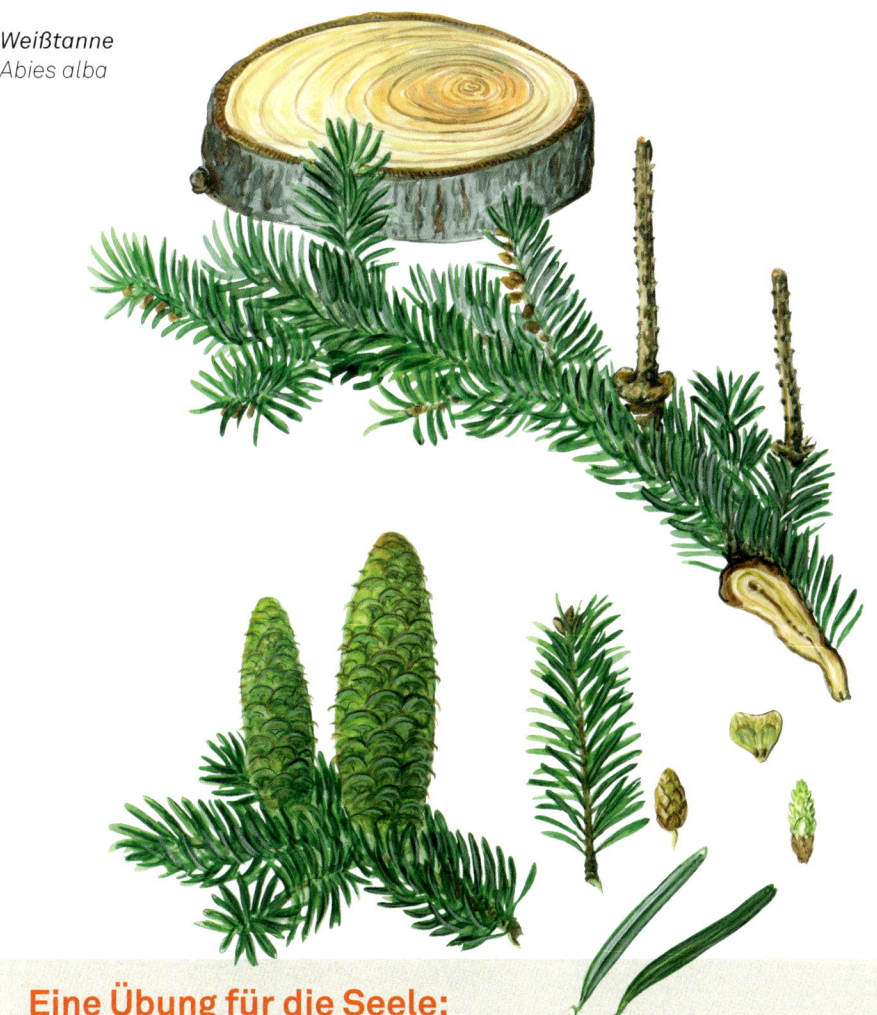

Eine Übung für die Seele:

Geh dorthin, wo Tannenreisig und Christbaum herkommen: in den Wald. Suche dir nach Möglichkeit ein altes Exemplar einer Weißtanne und bleibe vor ihr stehen. Nimm mit deinem Geruchssinn das Aroma auf, das dieser Baum verströmt. Werde still und lass die Ehrfurcht in dir Platz greifen. Es hat lange gedauert, bis der alte, schöne Baum zu seiner Größe herangewachsen ist. Unser menschliches Leben ist im Vergleich dazu nur kurz. Nütze daher jeden Tag!

74 Der Durst ist ein Laster …
… muss es aber nicht sein

Vor dem Weihnachtsfest werden Jahr für Jahr noch einmal alle in der Firma, im Verein oder wo auch immer eingeladen, um miteinander eine Feier abzuhalten. Manch einer in verantwortungsvoller Position muss gleich mehrere solcher Einladungen annehmen und im schlimmsten Falle durchstehen.

Es wäre alles gut und schön, gäbe es nicht tags darauf den berühmten Kater in der Kopf- und Magengegend. Ein maßvoller Umgang mit dem Alkohol ist nicht immer einfach.

Abgesehen von derartigen Erfahrungen steht fest, dass gerade in der kalten Jahreszeit, wenn alle Innenbereiche geheizt werden, die Flüssigkeitszufuhr für unseren Körper und seine Gesundheit eine immense Bedeutung hat.

Ich will nicht den Alkohol verteufeln; vielmehr möchte ich an die Vernunft appellieren, die uns letztendlich vom Schöpfer mitgegeben wurde, um uns vor Süchten und Einseitigkeiten zu bewahren.

Es lassen sich genug Alternativen finden, die guten Willens helfen, Genuss und Gesundheit zu kombinieren. Dazu habe ich im Anschluss das praktische Rezept eines Apfelsaft-Glühgetränks parat.

Der Apfel *(Malus domestica)* als König der Früchte tut unserem ganzen Organismus wohl: Herz und Kreislauf, Magen, Darm und Stoffwechsel, Nieren, Blase und Harntrakt, nicht zuletzt auch den Atemwegen. Äpfel können bei Gicht, Durchfall und Verstopfung sowie bei Nieren- und Blasenleiden Großartiges vollbringen. Sie schenken dem Körper Mineralstoffe, Vitamine und Fruchtsäuren. Die ätherischen Verbindungen dieser Fruchtsäuren verleihen Wohlgefühl und Friedfertigkeit. Sie stellen einen Ausgleich zwischen Leib, Seele und Geist her.

Apfel
Malus domestica

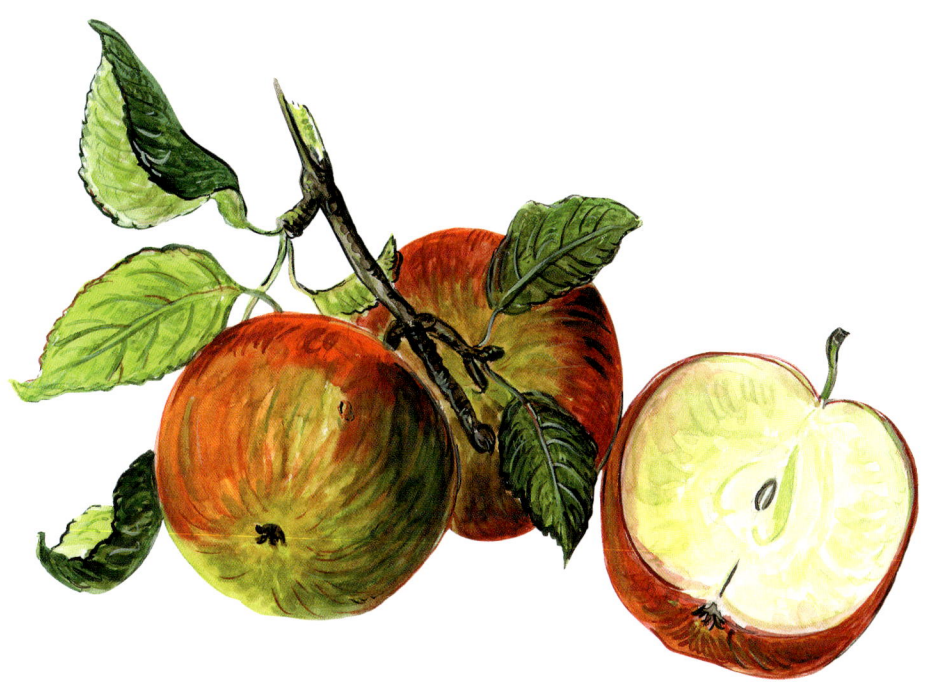

Apfelsaft-Glühgetränk:

Einen ¾ Liter Apfelsaft mit ¼ Liter Wasser, 1 zerbrochenen Zimtrinde, 4 bis 5 Gewürznelken, 2 bis 3 Scheiben einer unbehandelten Zitrone, eventuell 1 Stück Sternanis und einigen Fenchelkörnern oder Kardamomsamen zum Kochen bringen. Danach von der Platte nehmen und zugedeckt 15 Minuten ziehen lassen. Abseihen und etwas Honig vor dem Trinken dazugeben. Dieses wärmende Wintergetränk stärkt gleichzeitig die Nerven und regt den Stoffwechsel an. Probieren Sie es und Sie werden feststellen, dass es nicht nur Kindern schmeckt!

75 Zur Weihnachtszeit im Trend
Die Mistel als Heilpflanze

Um die Wohnung oder die Eingangstür weihnachtlich dekorieren zu können, sind viele dankbar, wenn sie irgendwo ein paar Misteln ergattern. Entweder man kauft diese am Adventmarkt oder jemand hat im besten Fall gute Beziehungen zu Förstern und Waldarbeitern, die jene Zweige hoch von den Kronen der Bäume schneiden oder von gefällten Bäumen beziehen können.

Die Mistel *(Viscum album)* ist ein Halbschmarotzer und siedelt sich auf verschiedenen Baumarten an. Einerseits lässt sie Eichen, Pappeln oder Kernobstbäume die Funktion ihres Wirtes übernehmen, andererseits schafft sie es gleichfalls, Tannen und Föhren zu erobern. Im Winter sind die Misteln naturgemäß leichter zu entdecken, da der Schutz der Belaubung fehlt. Auf den Nadelbäumen stechen sie vermehrt durch ihre gelbgrünliche Färbung hervor.

Die Misteldrossel liebt die weißen Beeren dieses Gewächses überaus, wie schon der Name dieses Singvogels verrät. Für uns Menschen sind die Mistelbeeren aber giftig und ungenießbar! Dennoch enthalten die grünen Pflanzenteile der Mistel gesundheitsfördernde Substanzen. Das wussten schon die alten Kelten, bei denen sie in hohen Ehren stand. Die Druiden schnitten dieses Gewächs mit einer goldenen Sichel von den Bäumen.

Mistelpräparate lösen einen erhöhten Stoffwechsel und eine gesteigerte Drüsentätigkeit aus. Bei Kreislaufstörungen und nervösen Herzbeschwerden kann unser schmucker Baumfreund helfend beistehen. Jedoch sind die Diagnose und die Begleitung durch einen Arzt dabei dringend angeraten!

Mistel
Viscum album

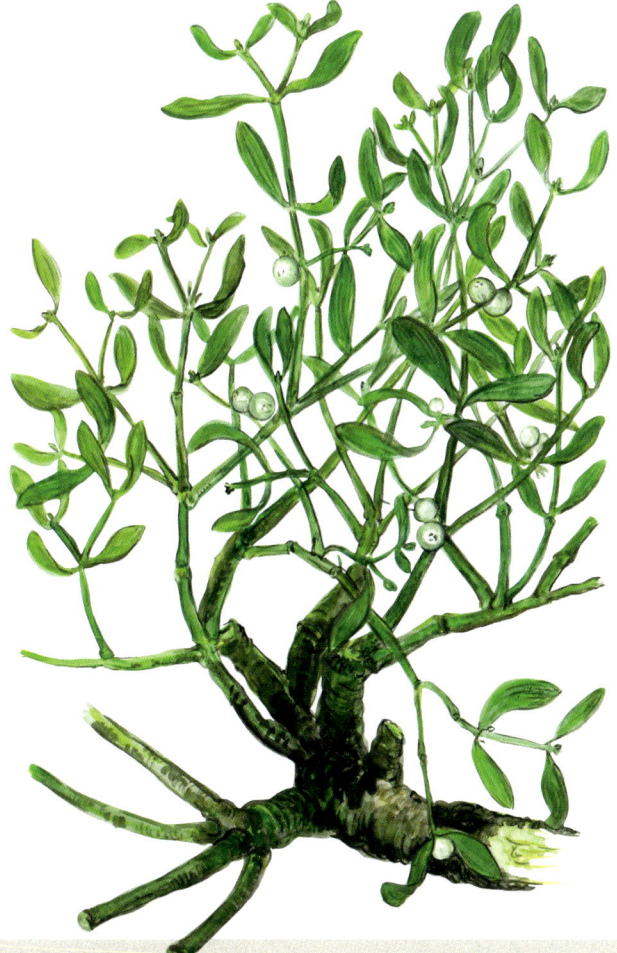

Mistel-Tee im Kaltansatz:

Wer die Mistel als Hausmittel verwenden möchte, sollte darauf achten, dass die Blätter ein Jahr abgelagert und getrocknet sein müssen. Als Tagesration setzt man 2 Esslöffel der zerkleinerten Droge in ½ Liter kaltem Wasser über Nacht, also 8 bis 10 Stunden, an. Morgens einfach abseihen und den Tee tagsüber leicht angewärmt und ungesüßt trinken. Sofern der Mediziner unseres Vertrauens nichts Gegenteiliges rät, kann man eine Mistel-Tee-Kur 6 Wochen lang durchführen.

76 Ausschau ins ferne Morgenland
Der Zimtbaum und seine Rinde

Im Advent rüsten sich die Hausfrauen und auch manch kochbegabte Männer für die Backsaison! Verführerisch steht da vieles am Tisch, was erst zu Weihnachten ganz zur Geltung kommen wird: Kekse, Bäckerei, Lebkuchen und noch anderes mehr.

Damit Ihnen, werte Leserinnen und Leser, das Wasser aber nicht zu sehr im Mund zusammenläuft, bleibe ich schnell bei einem Gewürz stehen. Es ist der Zimt, der wesentlich zum Wohlgeschmack der adventlichen Köstlichkeiten beiträgt. Er stammt aus dem Fernen Osten und wird vom Zimtbaum (*Cinnamomum verum*) gewonnen.

Diese Pflanze kann bis zu 10 Meter hoch werden und zählt zur Verwandtschaft des Lorbeerbaumes. Die Zimtrinde wird einerseits als Gewürz herangezogen, andererseits aber auch als heilendes Hausmittel. Zu den Inhaltsstoffen zählen ätherische Öle, darüber hinaus noch Gerb- und Schleimstoffe. Zimt hat eine natürliche antibakterielle Wirkung. Wer nach einem Tonikum für den Magenmuskel sucht, der ist mit der Verwendung von Zimt gut beraten.

In der Geschichte der Naturheilkunde nennt zum Beispiel schon der kundige Dioskurides die Zimtrinde als heilkräftig bei Husten und Katarrhen. Die im Handel erhältlichen Zimtstangen sind in Wahrheit getrocknete Rindenstücke, die zuvor von Schösslingen des Zimtbaumes abgeschnitten worden sind.

Zimt
Cinnamomum verum

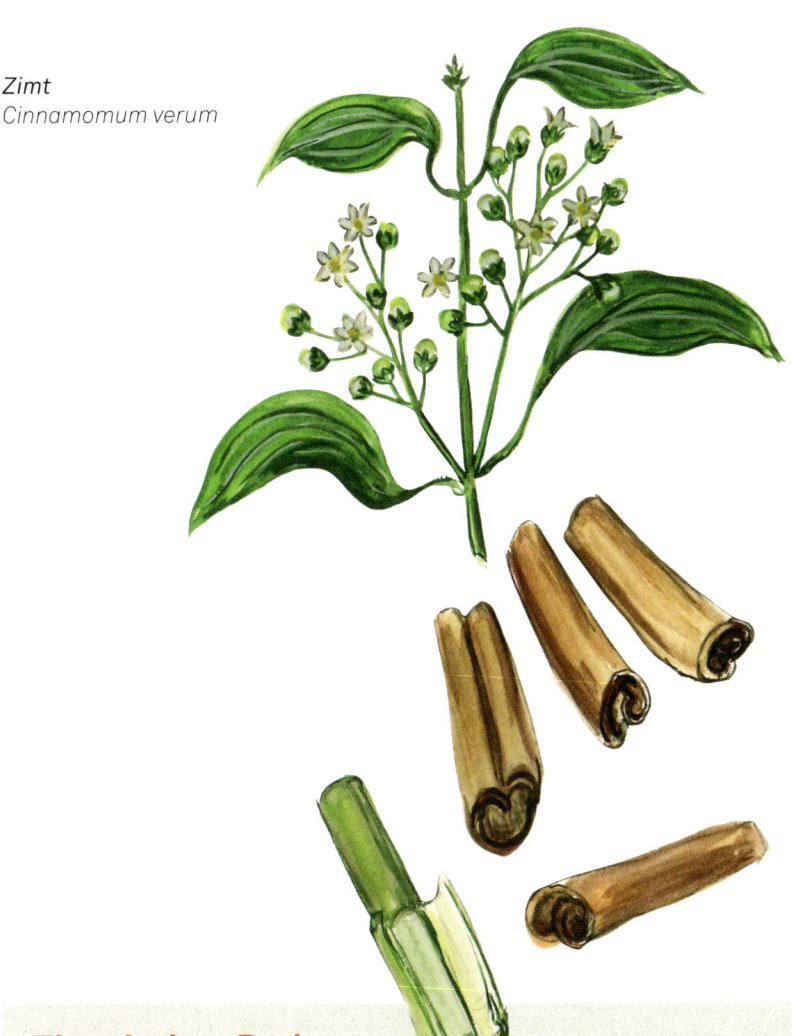

Zimtrinden-Bad:

5 große Stangen des Ceylon-Zimtes werden zerkleinert und in 1 Liter kaltes Wasser gegeben. Das Ganze kocht man 5 Minuten gründlich auf und seiht es nach 10 Minuten ab. Das Endprodukt wird dem relativ warmen Badewasser zugefügt. 20 Minuten drinnen bleiben und danach gut abtrocknen. Ein solches Bad stellt eine hilfreiche Unterstützung bei der Bekämpfung jeglicher Pilzerkrankungen der Haut und der Nägel dar.

77 Einen Ausweg aus der Krankheit suchen

Das Heidekraut stärkt den Willen zur Gesundheit

Mit einem neuen Besen ist einfach gut kehren. Das wissen alle, die sich nicht um die Arbeit herumdrücken, sondern zupacken und helfen. Oft ist es nach getaner Arbeit unerlässlich, eben einen Besen zur Hand zu nehmen, um wieder Ordnung zu schaffen. Früher wurde das Heidekraut (*Calluna vulgaris*) zum Binden von Besen verwendet, was sich heute noch im Namen Besenheide widerspiegelt.

Das Heidekraut wächst normalerweise bis zu einer Höhe von 30 oder 40 Zentimetern. Es siedelt sich gerne an mageren und sandigen Böden in Heiden, Mooren und lichten Wäldern an. Zu seinen Verwandten zählen unter anderem die Heidelbeere und die Preiselbeere. Die Blätter und Blüten ähneln jenen einer verwandten Zuchtform, der einjährigen Erika, die wir oft auf die Gräber unserer lieben Verstorbenen setzen. Jene kann aber nicht für Heilzwecke verwendet werden.

Blicken wir in die Geschichte unserer Erfahrungen mit dem Heidekraut, entdecken wir seine Funktion als Wetterprophet. So erwartete man zum Beispiel einen frühen und kalten Winter, wenn die Besenheide bis an die Spitzen der Zweige voll mit Blüten besetzt war.

Das Heidekraut gilt in der Volksmedizin als bewährte Heilpflanze, die den ganzen Menschen erfasst und anspricht, körperlich wie seelisch. Das Blut wird gereinigt und entgiftet, die Harnabgabe gefördert und Harnsäure abgebaut. Besenheide-Tee wirkt keimtötend und schmerzlindernd, hebt den seelischen Zustand und löst psychosomatische Verkrampfungen.

Heidekraut
Calluna vulgaris

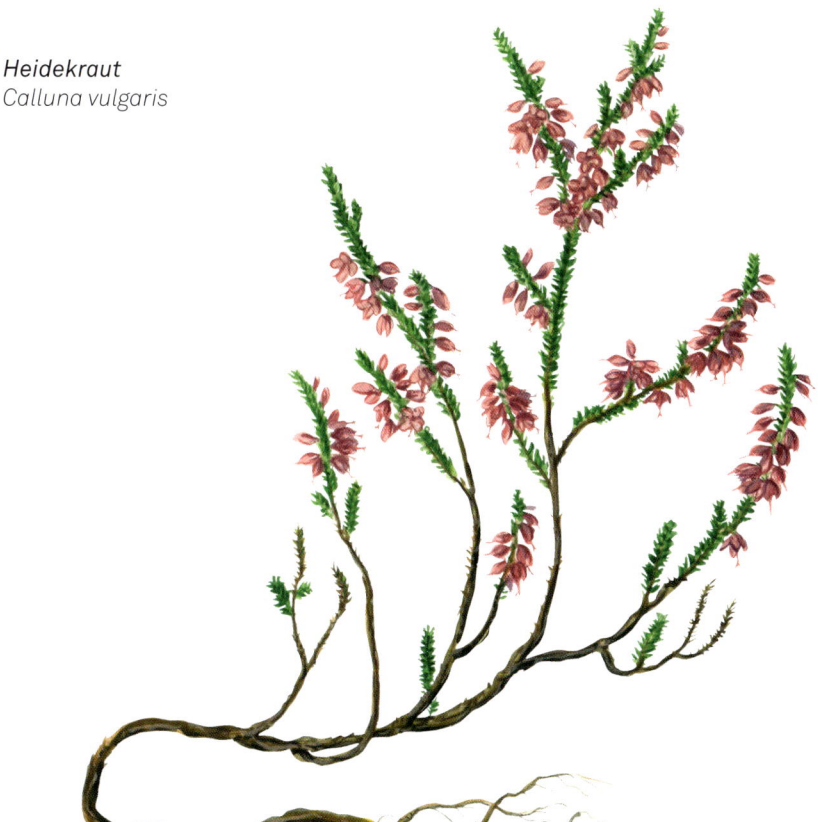

Schwermütige aufrichten:

Kennen wir Menschen, die sich mit dem Leben schwertun, kann man ihnen ein Heidekraut-Bad anraten. Dazu werden 150 Gramm getrocknete oder frische, blühende Pflanzenspitzen zerkleinert und mit 3 Liter kochendem Wasser übergossen. 20 Minuten zugedeckt ziehen lassen, abseihen und ins mäßig warme Badewasser gießen. Nach dem Baden aber nicht abtrocknen, damit sich die Wirkstoffe noch über die Haut gut entfalten können. Am besten den Körper anschließend mit einem Ölgemisch von 2 bis 3 Tropfen ätherischem Wacholder-Öl und 1 Esslöffel Olivenöl einreiben. Diese Anwendung kann man wöchentlich 1- bis 2-mal durchführen, sie lässt neuen Mut schöpfen!

Ausklang

Mit dem Hut in der Hand …

… kommst du durch das ganze Land! Diese weise Redewendung hörte mein Mitbruder und geistlicher Lehrer Hermann-Josef Weidinger von seinem Vater, bevor er nach seiner Matura von zu Hause aufbrach, um ins ferne China zu gehen. Dort wurde er nach seiner Ausbildung zum Priester geweiht. Jahre später erinnerte er sich an dieses Sprichwort, das sich im Laufe seines langen Lebens immer wieder für ihn bestätigte.
Mit den 77 Kapiteln über die Gaben der Natur ist nun sowohl der Strauß aus Blumen und Blättern als auch der Korb mit allerlei Früchten und Gemüse ziemlich voll. Dennoch halten Sie, liebe Leserin und lieber Leser, lediglich eine Kostprobe in Form eines liebevoll konzipierten und gedruckten Buches in Händen. Ich konnte Ihnen damit nur einen bescheidenen Ausschnitt aus der breiten Palette der zahllosen Angebote unseres Schöpfers präsentieren.
Mit Gottes und der Menschen Hilfe durfte und darf ich immer mehr auf den köstlichen Geschmack kommen, der im reellen und im übertragenen Sinn in den Kräutern steckt. Die grünen Gewächse sind mehr als nur eine grüne Verpackung von gesundheitsfördernden Inhaltsstoffen, die man genauso gut chemisch herstellen könnte. In ihnen begegnen wir einer Art von Lebewesen, deren Gebaren und Sprache uns oft verschlüsselt zu sein scheint. Dennoch steckt in ihnen eine große Portion Liebe. Wie ist das gemeint?
Der heilige Augustinus (354–430) schrieb einst eine Ordensregel, die von den Prämonstratensern bei ihrer Gründung im 12. Jahrhundert als Richtschnur ihrer klösterlichen Lebensgestaltung übernommen wurde. Der

rhetorisch begabte Bischof und Kirchenlehrer hinterließ außerdem zahlreiche Schriften, in denen er sich der göttlichen Liebe, die hier auf Erden ihre Spuren gezogen hat, anzunähern versuchte. Letztendlich offenbart sich der Schöpfer als ein Gott, der die Liebe selbst ist (vgl. 1 Joh 4, 8).
So verstand Augustinus das Werk Gottes, das sich in jeder einzelnen Kreatur unserer Welt kundtut, als eine Äußerung der Zuneigung und Wertschätzung des Allmächtigen. Erst dadurch erhalten die Wesen ihre Güte und ihren Sinn. In einem Kommentar zum Buch Genesis aus der Feder des Kirchenlehrers lesen wir Folgendes: »In Gott ist die höchste und heilige und gerechte Gütigkeit, eine Liebe zu seinen Werken, die nicht einem Bedürfnis Gottes, sondern allein seiner Güte entspringt.« Mit diesen Worten meint der hl. Augustinus, dass Gott die Dinge nicht liebt, weil sie gut sind, sondern die Dinge gut sind, weil Gott sie liebt.
Wenn ich also meinen Hut vor den Heilkräutern ziehe, dann möchte ich bewusst ein Zeichen setzen, um auf diesen Sympathieerweis Gottes, der in den Gewächsen und in der Summe alles Geschaffenen steckt, aufmerksam zu machen. Über diesen »Umweg« ist es vielleicht für viele möglich, ihren eigenen Wert als Mensch zu erkennen. Denn Gott hat in seiner Liebe einen ganz besonderen Adressaten. Das sind wir mit all unserer Erkenntnis und Hinfälligkeit. Aus der Begegnung mit den Heilkräutern erwächst uns allen daher Heil: für Leib und Seele.

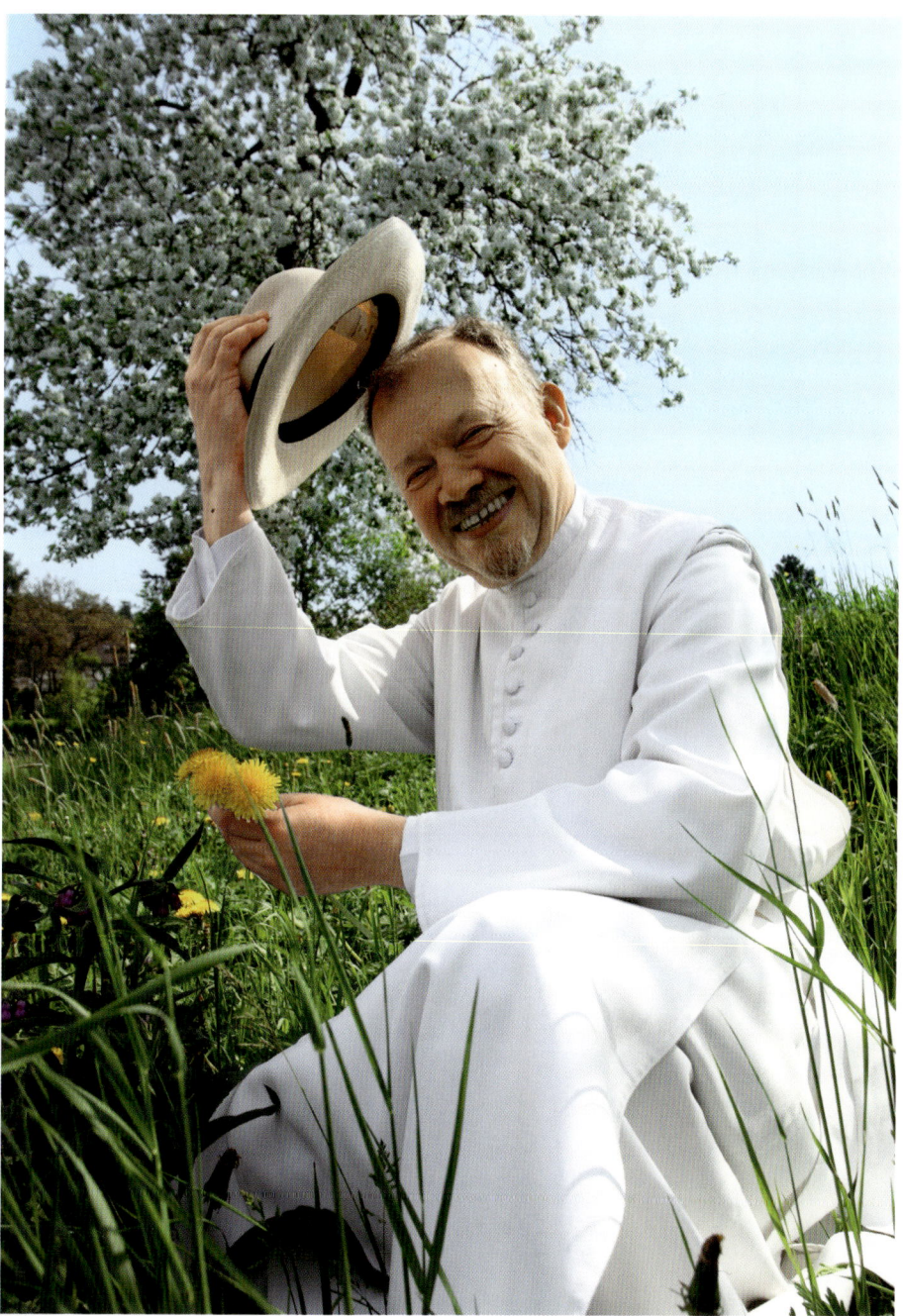

Die Pflanzenaquarelle des Naturmalers Adolf Blaim

Geht es Ihnen auch manchmal so, dass Sie meinen, ein Gesicht in Ihrem Leben schon einmal gesehen zu haben? Durch Nachfragen stellt sich meistens heraus, ob Ihre Vermutung eine reale Grundlage in einer früheren Begegnung hat oder ob Sie sich einfach getäuscht haben.

Beim Betrachten der Pflanzen verhält es sich sehr ähnlich. So brauchen wir, um das eine oder andere Gewächs bestimmen und bezeichnen zu können, die Bilder, die uns zu endgültiger Gewissheit verhelfen.

Ein Naturmaler hat mit seinen liebevollen und detaillierten Zeichnungen und Gemälden von Heilpflanzen mitgeholfen, dass unzählige Menschen auf der Suche nach Kräutern auch fündig wurden. Seine Pflanzendarstellungen gehörten wie selbstverständlich zum schriftstellerischen Wirken von Hermann-Josef Weidinger dazu. Leider verstarb Adolf Blaim 2004, im selben Jahr, in dem auch Hermann-Josef Weidinger das Zeitliche segnete. Seine Bilder aber sind ein bleibendes Erbe und dürfen auch Sie durch dieses Buch begleiten.

Lieber Herr Adolf Blaim, ein Dankeschön in die Ewigkeit hinein! Oft sind es die Künstler, die uns mit ihren Werken unterstützen, die wunderbaren Spuren des Schöpfers auf Erden zu erkennen.

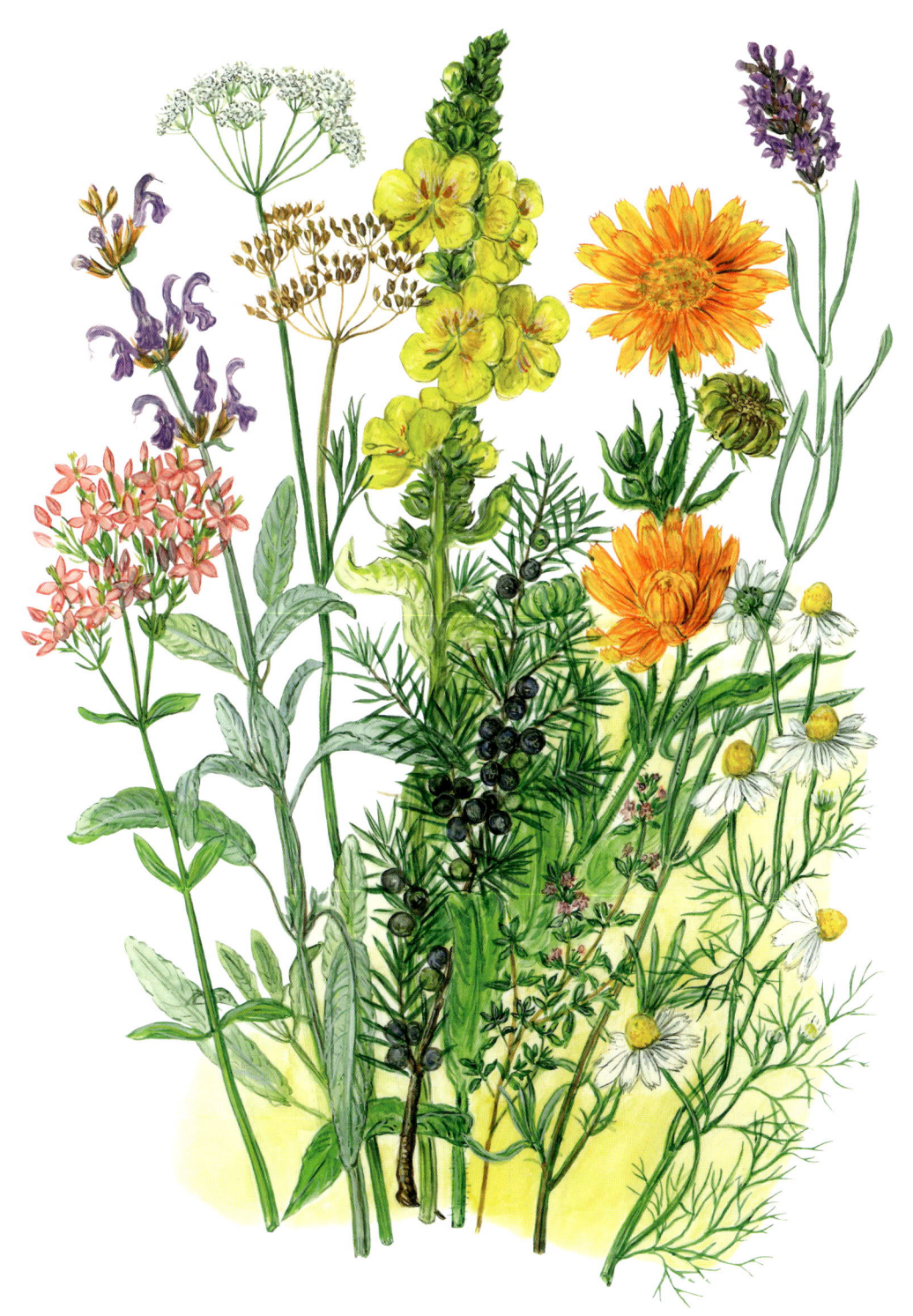

Register

Hilfe bei gesundheitlichen Beschwerden

Abwehrkräfte → Eberraute 65, Sonnenhut 103, Zwiebel 108, Sanddorn 139, Hagebutte 149, Rote Rübe 152
Akne → Hirtentäschel 113
Appetitanregung → Hopfen 104, Ingwer 151
Arterienverkalkung → Weintraube 133
Arthritis → Nachtkerze 30, Buchweizen 44
Asthma → Kren 117
Atemwege → Stockrose 49, Zwiebel 108–109, Käsepappel 118, Ingwer 150, Lärche 159, Apfel 164
Augen → Knoblauch 128, Augentrost 130
Augen, müde → Ysop 135
Augendrüsen → Wermut 75
Bewegungsapparat → Ingwer 150
Bindegewebe → Buchweizen 44, Efeu 141
Blähungen → Eberraute 65
Blase → Schwarzkümmel 86, Weidenröschen 107, Apfel 164
Blasenleiden → Lungenkraut 23, Hauhechel 90, Hopfen 104
Blasenschwäche → Schwarze Ribisel 101
Bleichsucht → Weiße Taubnessel 33
Blut → Steinklee 80, Zwiebel 108, Hagebutte 148, Rote Rübe 152, Schlehdorn 156, Heidekraut 170

Blutarmut → Weiße Taubnessel 33, Kirsche 52, Gelber Enzian 124
Blutdruckregulierung → Hirtentäschel 112, Weißdorn 160
Bluthochdruck → Buchweizen 44, Zwiebel 108, Pfefferminze 110, Knoblauch 129
Blutreinigung (nach Geburt) → Schwarzkümmel 87, Heidekraut 170
Blutstillung → Hirtentäschel 112
Brandwunden → Quitte 145
Bronchitis → Hagebutte 149
Cellulitis → Efeu 141
Darm → Weiße Taubnessel 32, Himbeere 72, Heilziest 85, Käsepappel 118, Knoblauch 129, Schlehdorn 156, Apfel 164
Darm, nervöser → Bohnenkraut 78, Pfefferminze 110
Depressionen → Hopfen 104
Diabetes → Buchweizen 44
Durchblutung → Rosmarin 20, Kamus 39, Buchweizen 44
Durchblutung Gehirn → Knoblauch 129
Durchfall → Lungenkraut 23, Eberraute 65, Himbeere 72, Heilziest 85, Brombeere 126, Eberesche 143, Schlehdorn 157, Apfel 164
Ekzeme → Sonnenhut 103

Entzündungen → Quitte 144
Erkältungskrankheiten → Kirsche 52, Käsepappel 119, Rote Rübe 152
Erschöpfungszustände → Kalmus 38, Hagebutte 148
Fieberkrankheiten → Gelber Enzian 124
Flechten → Himbeere 73
Gallenblasenentzündung → Mariendistel 115
Gedächtnis → Bärlauch 28
Gefäßerkrankungen → Kirsche 52, Steinklee 80, Hirtentäschel 112
Gelbsucht → Hirtentäschel 112
Gelenksschmerzen → Wurmfarn 137
Gemüt beruhigen → Rotklee 59
Gemüt erhellen → Lärche 158
Gicht → Kirsche 52, Hirtentäschel 112, Rosskastanie 147, Apfel 164
Grippe → Zwiebel 108, Käsepappel 119
Haare → Zinnkraut 66
Halsschmerzen → Lungenkraut 23
Hämorrhoiden → Steinklee 80
Harn → Ysop 134, Vogelbeere 143, Heidekraut 170
Harnwege → Weiße Taubnessel 32, Apfel 164
Haut → Zitrone 50, Kirsche 53, Zinnkraut 66, Himbeere 73, Wermut 74, Klette 89, Seifenkraut 94–95, Brombeere 127
Haut (Hände) → Pfefferminze 111
Haut, rissige → Quitte 144–145
Hautausschlag → Bärlauch 29, Steinklee 80
Hautgeschwüre → Himbeere 73, Steinklee 80
Hautunreinheiten → Lupine 41, Himbeere 73, Sonnenhut 103

Herz → Veilchen 27, Kirsche 52, Goldmelisse 62–63, Waldmeister 71, Lavendel 77, Weißdorn 160–161, Apfel 164, Mistel 166
Herzschwäche → Gelber Enzian 124
Husten → Lungenkraut 23, Stockrose 48, Käsepappel 119, Ysop 134, Zimt 168
Immunsystem → Buchweizen 44, Sonnenhut 102, Hagebutte 148
Insektenstich → Zwiebel 108
Keuchhusten → Schwarze Ribisel 100
Knochenbrüche → Beinwell 120
Kopfschmerzen → Gänseblümchen 36–37, Kren 117
Krampfadern → Buchweizen 44, Steinklee 80
Krämpfe → Bohnenkraut 78, Ysop 134
Kreislauf → Buchweizen 44, Apfel 164
Kreislaufstörungen → Steinklee 80, Sanddorn 139, Mistel 166
Kupferfinne → Hirtentäschel 113
Leber → Gänseblümchen 36–37, Rotklee 58–59, Pfefferminze 110, Mariendistel 114, Gelber Enzian 125
Lungenerkrankung → Ehrenpreis 46–47
Lymphdrüsen → Labkraut 60
Magen → Bärlauch 28–29, Buchweizen 44, Kamille 56, Alant 69, Himbeere 72, Wermut 74, Heilziest 85, Majoran 92–93, Kren 116, Käsepappel 118, Augentrost 131, Ingwer 151, Schlehdorn 156, Apfel 164, Zimt 168
Magen, nervöser → Bohnenkraut 78, Pfefferminze 110
Magenschmerzen → Steinklee 80
Mandeln, eitrige → Ysop 135, Hagebutte 149
Menstruation → Nachtkerze 30,

Schwarzkümmel 86, Hopfen 104,
Brombeere 126
Menstruationsschmerzen → Kamille 57
Milchsekretion → Schwarzkümmel 87
Mittelohrentzündung → Hagebutte 149
Müdigkeit → Rosmarin 20–21,
Hainbuche 82–83
Mundhöhle (Entzündungen) →
Ehrenpreis 47, Augentrost 131,
Weißtanne 162
Nägel → Zinnkraut 66, Zimt 169
Nerven → Veilchen 27, Buchweizen 45,
Eisenkraut 54–55, Lavendel 76–77,
Majoran 92, Pfefferminze 110, Gelber
Enzian 124, Apfel 165
Nervosität → Hopfen 104,
Baldrian 154–155
Neurodermitis → Nachtkerze 30
Nieren → Bärlauch 29, Kirsche 52,
Eisenkraut 55, Labkraut 60, Schwarzkümmel 86, Hauhechel 90–91,
Estragon 99, Hopfen 104, Weidenröschen 107, Apfel 164
Osteoporose → Nachtkerze 30
Pfortadern → Labkraut 60
Pilzerkrankung (Haut, Nägel) →
Brombeere 127, Zimt 169
Prellungen → Beinwell 120
Prostata (Vorsteherdrüse) → Weidenröschen 106
Rekonvaleszenz → Kalmus 38,
Sanddorn 139, Hagebutte 148, Rote
Rübe 152
Rheuma → Kalmus 38, Buchweizen 44,
Wurmfarn 137, Rosskastanie 147
Schlaflosigkeit → Waldmeister 71,
Steinklee 80, Hopfen 104–105,
Baldrian 155

Schleimhautreizung → Augentrost 131
Schmerzlinderung → Pfefferminze 110,
Heidekraut 170
Schwäche → Sanddorn 139
Schwermut → Heidekraut 170–171
Sodbrennen → Heilziest 84–85
Stoffwechsel → Apfel 164–165,
Mistel 166
Stress → Pfefferminze 110
Thrombose → Steinklee 80, Zwiebel 108
Träume, schlechte → Heilziest 84
Unruhe → Steinklee 80
Venenschwäche → Steinklee 80
Verdauung → Zitrone 50–51, Kamille 56,
Labkraut 60, Eberraute 65, Alant 69,
Bohnenkraut 78, Heilziest 84,
Majoran 92–93, Kren 116
Verjüngung des Organismus → Rote
Rübe 153
Verschleimung → Lungenkraut 23,
Ehrenpreis 47, Schwarzkümmel 86,
Ysop 134
Verstauchung → Beinwell 120
Verstopfung → Rotklee 58, Feige 123,
Apfel 164
Vitalität → Knoblauch 128
Wasseransammlung → Estragon 99,
Quitte 144
Wundheilung → Blutwurz 42–43,
Beinwell 120
Wundliegen → Kalmus 39
Zahnen → Hauswurz 96–97
Zahnfleischentzündung → Ysop 135,
Weißtanne 162
Zerrungen → Beinwell 120
Zöliakie → Buchweizen 44

Rezepte und Anwendungsmöglichkeiten

Alantwurzel-Kaugummi 69
Apfelsaft-Glühgetränk 165
Badezusatz
    aus Brombeerblättern 127
    aus Heidekraut (Besenheide) 171
    aus Hopfenzapfen 105
    aus der Kalmuswurzel 38
    aus Kirschen 53
    aus Quittenkernen 145
    aus Rosmarin 21
    aus Rotkleeblüten 59
    aus der Sonnenhutwurzel 103
    aus Zimtrinden 169
Baldrian-Öl, ätherisches 155
Beinwell-Dünger 121
Bienentränke aus Bohnenkraut-Tee 78
Bio-Spritzmittel gegen Mehltau
    (aus Zinnkraut) 67
Buchweizenbrei 45
Eberrauten-Wasser 65
Efeu-Massageöl 141
Feigen, eingeweichte 123
Hagebuttensaft 149
Hainbuchen umarmen 83
Hauhechel-Wein 91
Hauswurz-Öl 97
Hautwaschungen mit Himbeerblätter-
    Tee 73
Hautwaschungen mit Seifenkraut 95
Ingwer-Tinktur 151
Kalmus-Öl 39
Kastanien als Strahlenschutz 147
Knoblauchsaft 129
Kräutertinkturen (Farnkrautwurzel-
    Tinktur) 136–137
Kren-Honig 117

Kren-Öl 117
Lärchen-Öl zum Inhalieren 159
Leber-Kur mit Gänseblümchen 37
Lindenknospen 35
Luftverbesserung mit Tannenzweigen 162
Lupinen-Gesichtspackung 41
Monarden-Wein 63
Pfefferminz-Handöl 111
Rapontikawurzel in Essig und Öl 31
Rote-Rüben-Saft 153
Sanddorn-Honig-Trank 139
Sauermilch mit Labkrautblüten 61
Schwarzer-Johannisbeer-Saft 100
Steinklee als Nahrungsbeigabe 81
Tannenharz kauen 162
Tee
    Augentrost-Tee 131
    Bärlauch-Tee 29
    Besenheide-Tee 170
    Birkenblätter-Tee 33
    Blutwurz-Tee 43
    Bohnenkraut-Pfefferminz-Anis-Tee 79
    Brombeerblätter-Tee 126
    Ehrenpreis-Tee 47
    Eisenkraut-Tee 55
    Enzian-Tee 125
    Erdbeerblätter-Tee 33
    Estragon-Tee 99
    Gänseblümchen-Tee 37
    Goldmelissen-Tee 62
    Heilziest-Tee 85
    Himbeerblätter-Tee 72–73
    Hirtentäschel-Tee 113
    Hopfenblüten-Tee 104
    Johanniskraut-Tee 33
    Kamillenblüten-Tee 57, 97

Käsepappel-Tee 119
Klettenwurzel-Tee 89
Labkraut-Tee 60
Lavendel-Tee 77
Lungenkraut-Tee 23
Majoran-Tee 93
Mariendistel-Johanniskraut-Tee 115
Mistel-Tee 167
Schlehenfrüchte-Tee 157
Schwarzer-Johannisbeerblätter-Tee 100–101
Schwarzkümmel-Tee 87
Steinklee-Tee 80
Stockrosenblüten-Tee 49
Waldmeister-Tee 71
Weiße-Taubnessel-Tee 33
Wermut-Tee 75
Zinnkraut-Tee 66
Zitronenschalen-Tee 51
Traubensaft-Kur 133
Übung für die Seele 163
Veilchen-Honig 27
Vogelbeerfrüchte, getrocknete 143
Vogelmieren-Suppe 25
Wacholder-Ölmischung 171
Weidenröschen-Vogelmieren-Gemüse 107
Weißdornbeerenbrei 160
Weißdornfrüchte, gedörrte 161
Wildkräuter in der Küche 19
Ysop-Absud 135
Zwiebel-Honig 109

Pflanzenregister

Acker-Schachtelhalm siehe Zinnkraut
Alant 68–69
Apfel 33, 164–165
Augentrost 130–131
Bachminze 110
Baldrian 154–155
Bärlauch 19, 28–29
Beinwell 120–121
Besenheide siehe Heidekraut
Birke 33
Blutwurz (Tormentillwurz) 42–43
Bohnenkraut 78–79
Brennnessel 19
Brombeere 88, 122, 126–127
Buchweizen 44–45
Dachwurz siehe Hauswurz
Eberesche (Vogelbeere) 142–143
Eberraute 64–65
Efeu 140–141
Ehrenpreis, Echter 19, 46–47
Eisenkraut 54–55
Enzian, Gelber 124–145
Erdbeere 33, 122
Estragon 98–99
Farnkraut siehe Wurmfarn
Feige 122–123
Gänseblümchen 19, 36–37
Goldmelisse (Monarde) 62–63
Gundelrebe 19
Hagebutte siehe Heckenrose
Hainbuche 82–83
Hauhechel, Dornige 90–91
Hauswurz, Echte (Dachwurz) 96–97
Heckenrose (Hundsrose, Hagebutte) 148–149
Heidekraut (Besenheide) 170–171

Heilziest 84–85
Himbeere 72–73, 122
Hirtentäschel 112–113
Hopfen 104–105
Hundsrose siehe Heckenrose
Ingwer 150–151
Johannisbeere, Schwarze
　siehe Ribisel, Schwarze
Johanniskraut 33, 115
Kalmus 38–39
Kamille, Echte 56–57
Käsepappel, Große (Wilde Malve) 118
Käsepappel, Kleine 118–119
Kastanie siehe Rosskastanie
Kirsche 52–53
Klette, Große 88–89
Knoblauch 128–129
Kren (Meerrettich) 116–117
Labkraut, Echtes 60–61
Lärche 158–159
Lavendel, Echter 76–77
Linde 34–35
Löwenzahn 19
Lungenkraut 22–23
Lupine, Blaue (Wolfsbohne) 40–41
Lupine, Vielblättrige 40
Majoran 92–93
Malve, Wilde siehe Käsepappel, Große
Mariendistel 114–115
Meerrettich siehe Kren
Melde 107
Mistel 166–167
Monarde siehe Goldmelisse
Nachtkerze, Gemeine (Rapontika) 30–31
Pfefferminze 110–111
Quitte 144–145
Rapontika siehe Nachtkerze
Ribisel, Schwarze 72, 100–101

Rosmarin 20–21
Rosskastanie 146–147
Rotklee 58–59
Rübe, Gemeine 152
Rübe, Rote 152–153
Sanddorn 138–139
Sauerampfer 19
Schafgarbe 19
Schlehdorn 156–157
Schwarzkümmel 86–87
Seifenkraut 94–95
Sonnenhut, Schmalblättriger 102–103
Spitzwegerich 19
Steinklee, Gelber 80–81
Steinklee, Hoher 80
Stockrose 48–49
Tanne siehe Weißtanne
Taubnessel, Weiße 32–33
Tormentillwurz siehe Blutwurz
Veilchen, Wohlriechendes 26–27
Vogelbeere siehe Eberesche
Vogelkirsche siehe Kirsche
Vogelmiere 24–25, 107
Waldhimbeere siehe Himbeere
Waldmeister, Wohlriechender 70–71
Weidenröschen, Kleinblütiges 106–107
Weintraube 132–133
Weißdorn 160–161
Weißtanne 162–163
Wermut 74–75
Wolfsbohne siehe Lupine
Wurmfarn (Farnkraut) 137
Ysop 134–135
Zimt(baum) 165, 168–169
Zinnkraut (Acker-Schachtelhalm) 66–67
Zitrone 50–51
Zwiebel 108–109

Für alles ist ein Kraut gewachsen: Heilkräuter für Körper und Geist

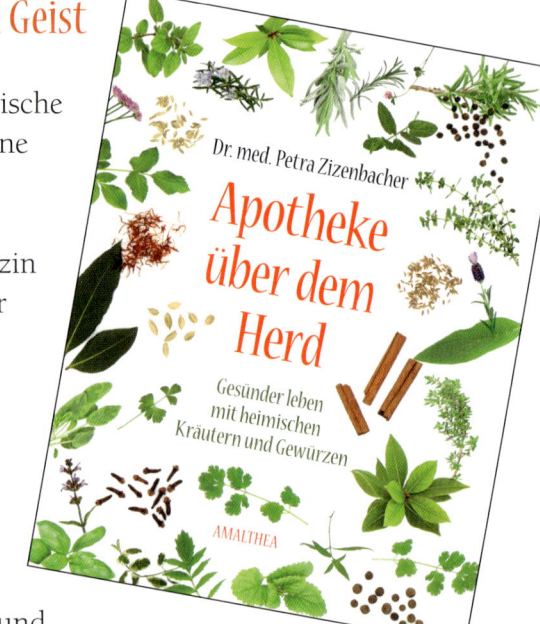

»Die Natur heilt akute und chronische Erkrankungen nachhaltig und ohne Nebenwirkungen.« So lautet das Credo von Dr. med. Petra Zizenbacher, Ärztin für Allgemeinmedizin und seit Jahren erfolgreich bei der Anwendung von Heilkräutern. Gewürze und Kräuter dienen zur Heilung von Leiden und Krankheiten, ebenso zu deren Vorbeugung. Sie enthalten wichtige Vitamine und Spurenelemente und sind damit ideale Helfer am Herd: Wer eine Mahlzeit für sich und seine Lieben zubereitet, kann mithilfe der richtigen Zutaten gleichzeitig etwas für die Gesundheit tun.

Die Autorin stellt die gängigsten Heilkräuter und Gewürze vor und schildert deren verschiedene Anwendungsmöglichkeiten. Ob Anis, Koriander, Paprika oder Rosmarin – sie alle sind in diesem ausführlichen Nachschlagewerk versammelt.

Mit mehr als 100 Rezepten und Anwendungsbeispielen

Dr. med. Petra Zizenbacher
Apotheke über dem Herd
Gesünder leben mit heimischen Kräutern und Gewürzen
288 Seiten, ISBN 978-3-85002-833-2

Amalthea

www.amalthea.at